U0067827
華志文化

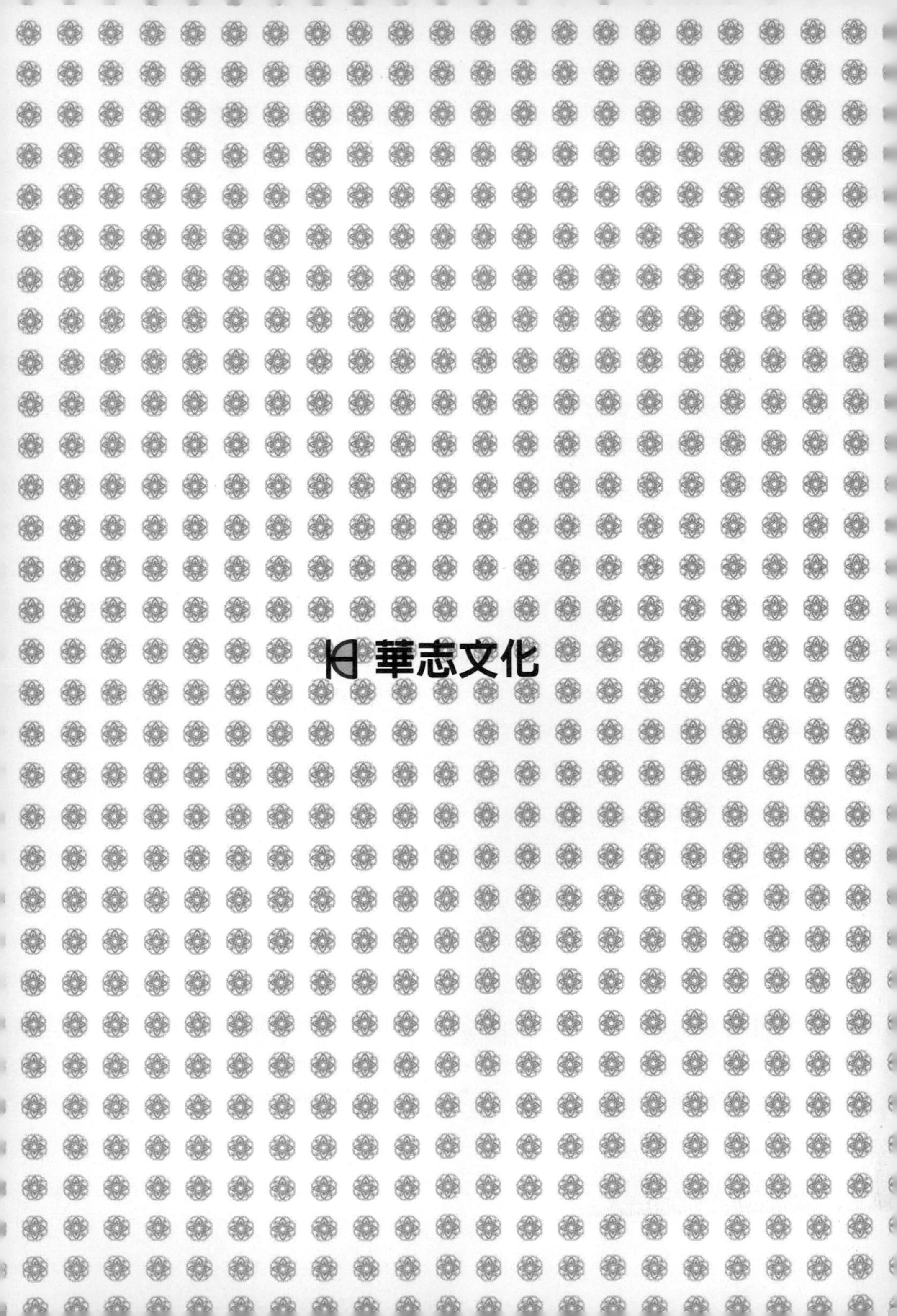
華志文化

微養生奇蹟

用平凡小細節，守住你的健康

簡簡單單的個人養生術

楊力醫師◎編著

《百家講壇》主講 楊力教授力作

✓ 一看就懂、拿來即可用的養生經
✓ 從生活方式手，養生輕鬆又簡單
✓ 衣食住行，微養生無處不在旁邊

養生存在於每一個細微之處，因而有了「微養生」的概念

「養」即調養、保養、補養之意；「生」即生命、生存、生長之意。養生實質上就是保養五臟，從而達到延年益壽的目的。世界衛生組織強調：自己的健康自己負責，「最好的醫生是自己」。健康掌握在自己手裡，我們的健康之所以出現問題，大多數是由自己造成的。」千里之堤，潰於蟻穴，可能生活中一個小細節，就會埋下生病的種子。

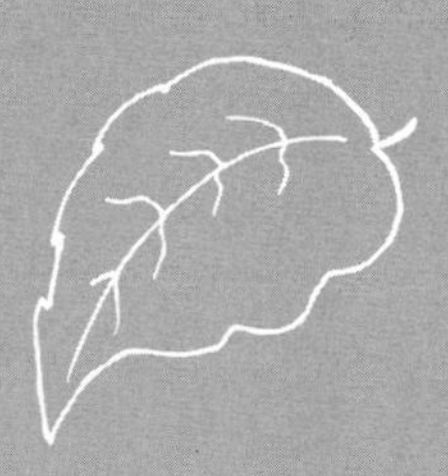

序言／微養生奇蹟：用平凡小細節，守住你的健康

「養」即調養、保養、補養之意；「生」即生命、生存、生長之意。養生實質上就是保養五臟，從而達到延年益壽的目的。

在我們的生活中，養生存在於每一個細微之處，因而現代人提出了「微養生」的概念。

生活中很多健康的生活方式，其實十分簡單，但是往往由於它們的「渺小」而被我們忽略，比如：一整天工作，而不是勞逸結合。長時間從事一種工作會讓身體感到疲憊。

①長期堅持一種鍛鍊模式。如果多年不改變鍛鍊模式，很容易造成經常鍛鍊的那部分肌肉勞損，而沒有運動到的肌肉一直被忽視。長此以往，很可能使身體肌肉不成比例地變化。

②只在用餐前洗手。專家認為，最有效的減少病原菌傳播的方法就是勤洗手。僅在餐前洗手顯然是不夠的，去過廁所、打噴嚏、咳嗽、擦完鼻涕、撫摸完小動物後都應及時洗手。

③忽視早餐。有些人不吃早餐，因為他們早晨起床後感覺不餓，這是一個很不好的習慣。早餐不僅要吃，還要吃得豐盛。

④運動過量。每天抽出五分鐘時間鍛鍊也比一個月或幾個月瘋狂運動一次好。鍛鍊的關鍵不在於你一共運動了多長時間，而在於堅持。而且運動過量還會造成肌肉受傷。

⑤冷漠的辦公室氣氛。工作本身的壓力就足以讓人感到緊張了，如果你與某個同事相處關係不妙，甚至成了死對頭的話，那辦公室氣氛就更加壓抑，這對你的健康沒有什麼好處。

世界衛生組織強調：自己的健康自己負責。「最好的醫生是自己」。健康就掌握在我們自己手裡，我們的健康之所以會出現問題，大多數情況下是由我們自己造成的。「千里之堤，潰於蟻穴，可能生活中一個小小的細節，就會埋下生病的種子。

健康就是你身體的銀行，你儲蓄得越多，餘額就會越大。而生活中的小細節正是你儲存健康的每一筆小財富，關注生活的小細節，你

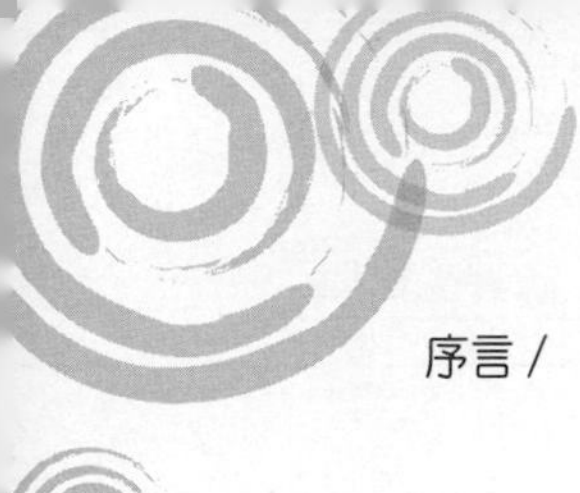

就會越來越富有，你的身體就會越來越健康。

要想安康長壽，就從現在開始，注意生活中的點滴細節，注重「微養生」，久而久之，這些看起來似乎平凡的小細節，就會漸漸融人你的生活，健康習慣就會像吃飯、睡覺一樣自然而簡單。

編著／楊力醫師

目錄

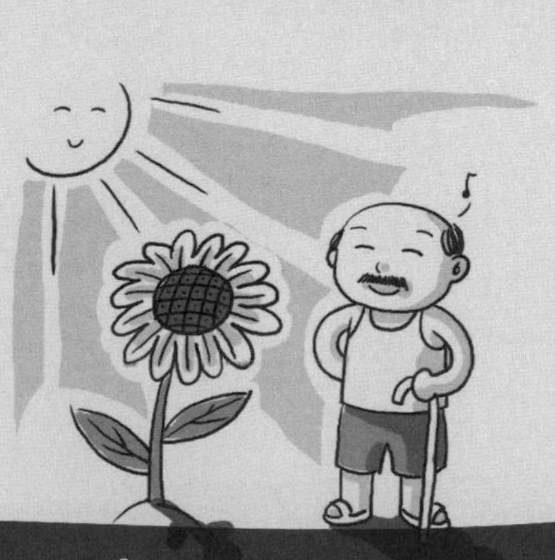

目錄

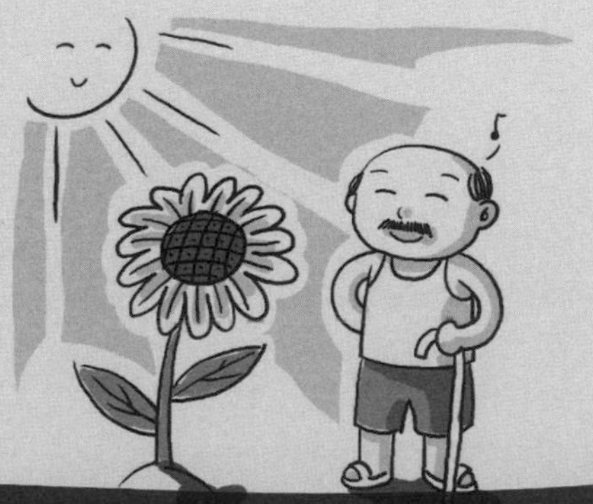

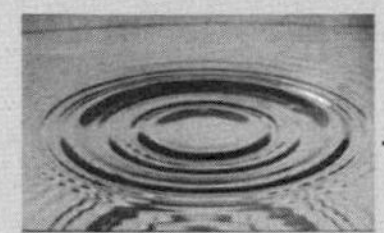

第七章 三分病，七分養／147

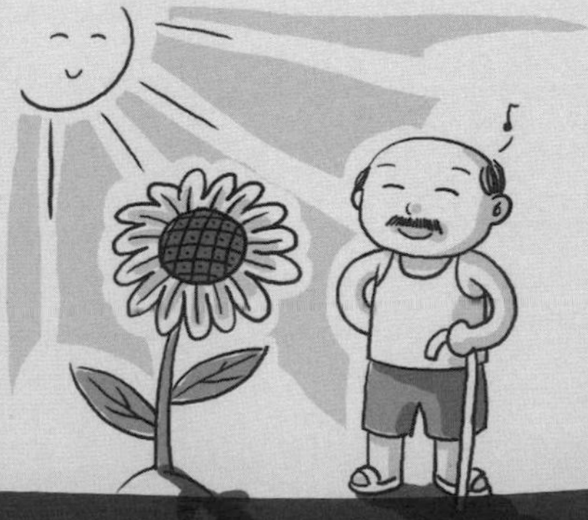

第八章　飲食是改善睡眠的天然良方／171

第九章 趕走失眠的綠色療法／183

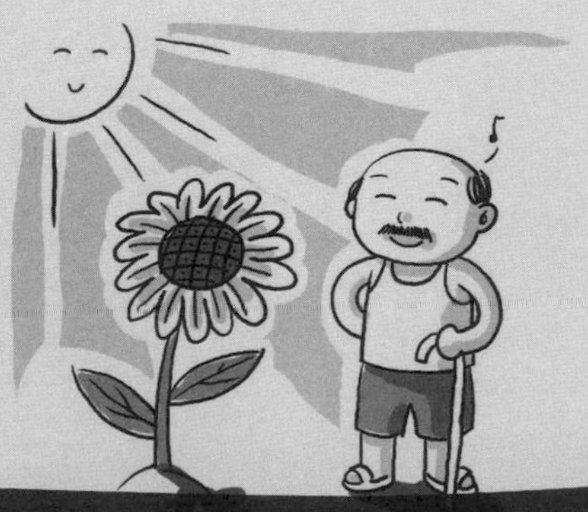

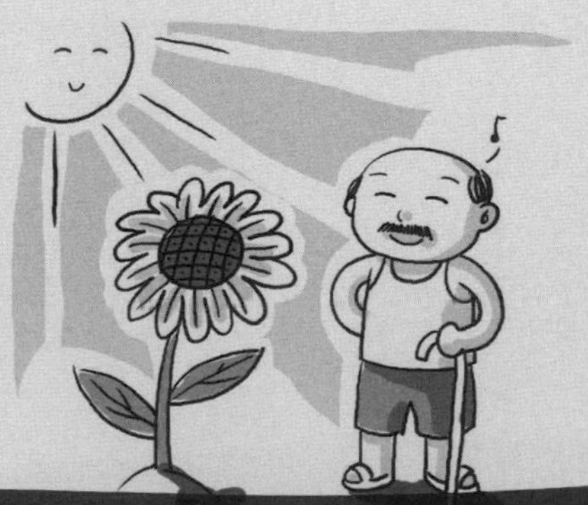

目錄

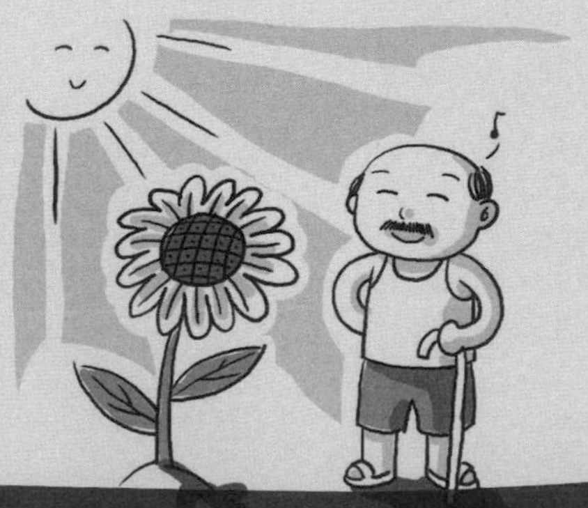

第一章／起居有節，生活處處有講究，黴養生之良好生活方式篇

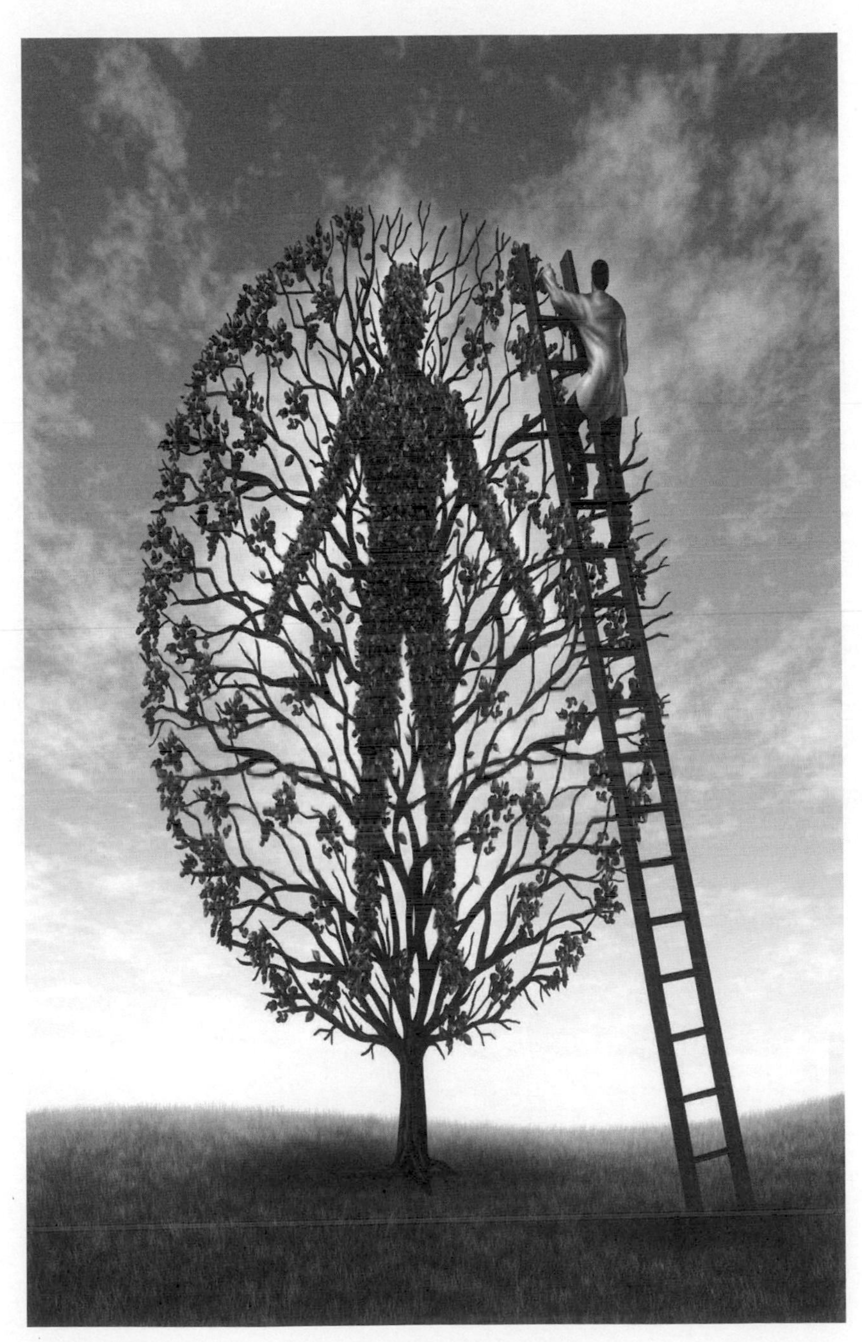

1 精神調養宜春季

★健康一句話

「春季是調養精神的最佳時機。」

養生應遵循天人相應，順應一年四季氣候變化的規律和特點。春季是萬物生發的季節，春季養生首先要掌握春令之氣升發舒暢的特點，從精神方面加以調養。

春季五行屬木，而人體的五臟之中肝也屬木性，因而春應於肝。肝藏血，主疏泄。肝陰血不足，則疏泄失職，陽氣升泄太過，表現為稍受刺激則易怒。在春季裡，宜應於萬物蓬蓬勃勃的生機，使意志舒暢，心胸開闊，情緒樂觀。

歷代養生專家還認為，在春光明媚、風和日麗的春天，應踏青尋柳，登高賞花，遊山戲水，行歌舞風，陶冶性情，以利春陽之氣升發。

總之，春之時，務必精神愉快，氣血調暢，以使一身之陽氣適應春氣之萌生、勃發的自然規律。

☆細節提示

①春季養生保健，精神調養非常有益，要學會及時調攝不良情緒，當處於緊

張、激動、焦慮、抑鬱等狀態時，應盡快恢復心情平靜。

②春季的氣候環境最有利於人體氣血津液的化生，充養組織器官。

③初春時節，陽氣始發，辛甘之品可發散陽氣，以助春陽。溫食有利於護養陽氣，如蔥、棗、花生等皆宜，但要遠離大辛大熱之品，如鹿茸、附子等，少食辛辣之品。

④春季的正常睡眠應是「夜臥早起」。一日之計在於晨，早在《黃帝內經》就有精闢論述：「夜臥早起，廣步於庭，被發緩行，以使志生。」就是說，春季裡，人要適應自然界的變化，適當晚睡早起，晨產生戶外散步，悠然自得地舒展肢體，使情志宣發、舒暢。

2夏季著裝要「三透」

★健康一句話

「透氣、透濕、透熱是夏季著裝要點。」

當環境氣溫達到30℃時，人體主要靠出汗來散發熱量，因此，夏季服裝應注意通風。

張、激動、焦慮、抑鬱等狀態時，應盡快恢復心情平靜。

②春季的氣候環境最有利於人體氣血津液的化生，充養組織器官。

③初春時節，陽氣始發，辛甘之品可發散陽氣，以助春陽。溫食有利於護養陽氣，如蔥、棗、花生等皆宜，但要遠離大辛大熱之品，如鹿茸、附子等，少食辛辣之品。

④春季的正常睡眠應是「夜臥早起」。一日之計在於晨，早在《黃帝內經》就有精闢論述：「夜臥早起，廣步於庭，被發緩行，以使志生。」就是說，春季裡，人要適應自然界的變化，適當晚睡早起，晨產生戶外散步，悠然自得地舒展肢體，使情志宣發、舒暢。

2 夏季著裝要「三透」

★健康一句話

「透氣、透濕、透熱是夏季著裝要點。」

夏季氣溫高，人體皮膚溫度為32℃，當氣溫達到30℃時，人體主要靠出汗來散發熱量，因此，夏季服裝應注意「三透」：

(1)透氣。夏季的衣服必須具有良好的透氣、通風性能，有利於衣服內外的空氣對流，保證透氣散熱，散發體表的熱量。所以夏季衣料要選擇密度小、厚度薄、彈性較好、柔軟的面料。

(2)透濕。棉紡織品吸濕性強，可吸收皮膚排出的汗液，它既有利於皮膚透過出汗向體外排熱，又能減少皮膚表面因出汗引起的發黏感，保持皮膚乾燥、清潔。穿絲綢品製作的服裝之所以使人感到涼爽舒適，主要是由於它的吸濕性和透氣性較好。真絲係蛋白質纖維，穿著後對皮膚無任何刺激作用，且美觀、易乾。

(3)透熱。夏季服裝的顏色以白色或其他淺色較好，能夠有效地反射太陽的輻射，減少熱量的吸收。

☆細節提示

①夏季氣溫高、濕度大，人會有悶熱的感覺，因此選擇寬鬆、透氣、吸濕性好的衣服較為適宜。

②夏季應該選擇棉織品或亞麻、絲綢等天然材質製作的衣服，這樣會使人感到涼爽舒適。

③老年人夏季服裝不應選擇錦綸、滌綸、丙綸(尼龍)等合成纖維品，因為

這類衣服易產生靜電，對人體有害。若皮膚乾燥、發癢，更不宜穿著這些材質做的貼身內衣。

3 夏季飲食三要點

★健康一句話

夏季飲食宜清爽。

夏季天陽下濟，地熱上蒸，天地之氣上下交合，為自然界萬物的茂盛繁榮提供了有利的時機和條件。但暑熱為陽邪，易耗氣傷津，從而導致口乾舌燥、口渴思飲、小便赤黃、大便祕結等症。濕為長夏的主氣，而濕為陰邪，易傷人體陽氣，尤其是脾胃之陽氣，常常導致食慾減退、脘腹脹滿、四肢不溫、大便稀溏等病發生。

為了適應夏季的氣候特點，夏季的飲食調養應貫徹「春夏養陽」的原則，以清淡平和、清熱利濕為主。

(1)多喝清涼飲料（如涼開水、淡鹽水、酸梅湯、淡茶、豆漿、綠豆湯、菊花茶、薄荷茶等），以補充出汗消耗，並能促進暑氣從尿液中排出。

(2)常吃涼性瓜果、蔬菜（如苦瓜、冬瓜、西瓜、竹筍、豆芽、銀耳、香蕉、梨等），以增強體內抗熱能力，減少暑氣對人體的傷害。

(3)講究營養。熱天出汗，身體不僅損失了大量水分，也損失了不少營養物質，同溫還使人體內蛋白質分解加速。故夏天宜多吃富含蛋白質、維生素、礦物質和精纖維的食物（如瘦肉、豆腐、牛奶、蛋品、甲魚及新鮮蔬菜、水果等）。

☆細節提示

①夏季喝水、飲冷飲要講究方法，嚴格把住「病從口入」關。

②夏季飲食應貫徹「省苦增辛」原則，多吃些豆腐、豆皮、大豆、胡蘿蔔、蘿蔔、蔥、蒜、油菜、韭菜、芥菜、香菜、大頭菜、辣椒等。

③夏季天氣熱，人體大量出汗，要及時補充水分和礦物質，以維持酸鹼平衡。

④當補充水分時，宜少量、多次補充，這樣可以減慢排汗速度和減少水分蒸發。

⑤夏天切勿貪涼，貪涼易引起「夏寒」，導致陽氣受損而致病，如過食生冷食品，會導致脘腹疼痛、噁心嘔吐、腹脹腹瀉。

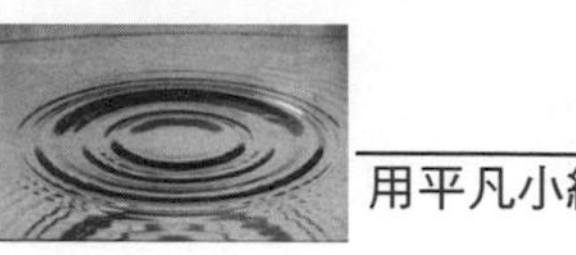

4 秋燥防咽喉炎

★健康一句話

秋季飲食調養上應以防燥護陰、滋陰潤肺為準則，以清潤為宜。

秋季由於早晚溫差較大，人體在夏季過多地「宣洩」之後，易感覺身體組織水分不足，很多人的鼻黏膜、嘴唇、口腔、咽部及皮膚會顯得乾燥，甚至出現鼻出血、嘴唇乾裂等，即使喝水也得不到緩解，秋季乾咳的患者也比較多，這些都是「秋燥」的表現。

「秋燥」是一種季節病，因為秋季空氣濕度比較低，容易使人體脫水，出現乾燥的症狀，進而引發口乾舌燥、咽喉疼痛、鼻乾出血、皮膚乾裂、便祕等一系列「上火」的症狀，同時還容易引起呼吸道感染的症狀。

慢性咽喉炎是由上呼吸道的慢性炎症造成的，多與菸酒過度和風、寒、暑、濕、燥、熱邪氣的侵襲有關。如天氣過分乾燥、潮濕或過冷、過熱等，都可引起疾病，而這正是秋天的氣候特徵，因此，秋天應防咽喉炎。預防的辦法有：

(1)戒除菸酒，避免不良的刺激，並經常用鹽水、蘇打水或硼酸水漱口，注意口腔清潔。還可含服薄荷片或含碘喉片，每次1～2片，每日數次。

(2)忌食辛辣食物，少食羊肉等辛熱之品。

(3)避免情緒波動，保證充分的睡眠。

☆細節提示

①治療慢性咽喉炎，可用金銀花30克，生地黃30克，連翹15克，桔梗6克，牛蒡子9克，馬勃12克，板藍根15克，射干15克，玄參15克，竹葉6克，麥冬15克，甘草6克，水煎服，每日1劑，分早晚2次服，連服4～6劑。

5 秋冬養陰好時機

★健康一句話

養陰三部曲——節欲、食療、練功。

「春夏養陽，秋冬養陰」，是中醫學養生術語，也是中醫因時制宜養生原則之一。《黃帝內經》說：秋冬之時，萬物斂藏，養生者宜順時而養，需護藏陰精，使精氣內聚，以潤養五臟。凡有損失陰精的情況皆應避免。「秋冬養陰」意即要求人們在秋冬之季順從自然界秋主收、冬主藏的規律，重視蓄養陰精。

(1)慎房事以養陰。性生活適中為度，不宜過勞。

(2)重食療以養陰。秋冬寒涼，人體陽氣不宜妄泄，應使脾胃健旺，以滋填養陰。

(3)勤練功以養陰。秋冬之令宜透過練習氣功、打太極拳等以調暢氣機，培養陰精。

☆細節提示

①我國古代在攝生保健方面有強調「動」和「靜」兩種不同觀點，然動功中固有動，靜功中也有動，「動」與「靜」是有內在聯繫、不可分割的。採用動功還是靜功需因人而異，不必拘泥，但貴在持之以恆。

②秋冬進補要講究「平補」，蓮藕、杏仁、百合、銀耳、荸薺、梨、蜂蜜等，都是不錯的養陰食物。

③秋冬季節天氣乾燥，要隨身帶著水杯，及時補充水分，而不要等到口乾舌燥時再猛喝一通。可早、晚將蜂蜜直接調入溫水中飲用，能產生潤腸通便、養陰潤燥的效果。

6 耐寒鍛鍊四方式

★健康一句話

冷水浴、按摩、體育鍛鍊可提高耐寒力。

俗話說：「冬天動一動，少鬧一場病；冬天懶一懶，多喝藥一碗。」「夏練三伏，冬練三九。」這些都說明，冬季堅持體育鍛鍊，非常有益於身體健康。耐寒鍛鍊對人體的循環、呼吸、消化、運動、內分泌系統都有幫助，從而能減少冠心病、腦血管意外、感冒、咳嗽、關節炎、肥胖病等的發生。耐寒還能使人長壽。

在寒冷的秋冬季節，耐寒鍛鍊可以提高機體適應惡劣氣候環境的能力，增強身體素質。下面介紹幾種有顯著功效的鍛鍊方式。

(1)冷水浴。對強身、預防疾病有特殊的作用。

(2)冷空氣鍛鍊。俗話說「春捂秋凍」，進入秋季後，只要身體適應，無論大人或小孩都可以暫時不穿著太厚。

(3)按摩保健。按摩的部位有：

①心俞穴（左右肩胛骨之間、脊椎和兩側韌帶的部位，第5胸椎棘突下，

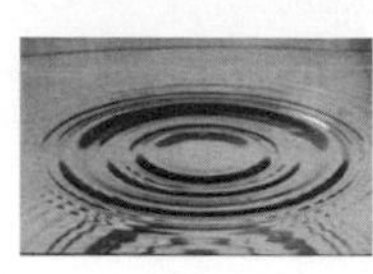

旁開1.5寸）。兩側各按揉36次，每側都是左轉18次，右轉18次。這個部位自己夠不著可請別人幫助。

②腎俞穴（即兩邊「腰眼」）。兩側各按揉36次，每一側都是左轉18次，右轉18次。

③氣沖穴（大腿根內側）及其下部。在氣沖穴的下邊，有根跳動的動脈，先揉氣沖穴，然後按揉跳動的動脈處。一鬆一按，交替進行，一直揉到腿腳有熱氣下流的感覺為止，對促進腿部血液循環很有好處。

④湧泉穴。揉搓湧泉穴，以感覺到熱為限度。再搓揉腳趾，特別是大拇趾第二節長汗毛的地方，叫「三毛穴」，要多揉搓，然後稍用力捏3～5下。

(4)體育鍛鍊。冬季鍛鍊宜有選擇地進行慢跑、散步、練氣功、打太極、習劍等項目，不應該做過度、高強度的運動。大量地出汗，會「發洩陽氣」，產生相反的作用。

☆細節提示

①進行活動時，以微出汗為度。如全身已出汗，也不要脫太多的衣物，否則容易感冒。

受寒冷的鍛鍊。

②在運動前，衣服略單薄一些，不僅可以避免出大量汗，而且能使機體接受寒冷的鍛鍊。

③對於年輕人來說，耐寒還可以鍛鍊人的堅強意志和頑強精神，更應提倡。

④耐寒鍛鍊熱身要充分，運動防創傷。

7 冬季養生三事項

★健康一句話

冬季養生應注意斂陰護陽。

冬三月草木凋零，冰凍蟲伏，自然界萬物閉藏。冬季養生要順應體內陽氣的潛藏，以斂陰護陽為原則。

第一，年老體弱的人應該早睡晚起，等到日光比較充足再開始進行體育鍛鍊。老年人冬季鍛鍊以室內為主。

第二，初冬時節常常出現氣候由冷轉暖的現象，老百姓稱作小陽春。這時，一些傳染病容易流行。為了有效地預防流感等疾病，在此期間應盡量避免去人多的公共場所。

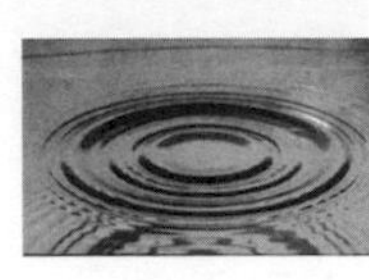

第三，冬至是冬三月氣候轉變的分界線，從冬至之後陰氣開始消退，陽氣逐漸回升，在閉藏中含有活潑的生機。乘此進補，藥力易於蘊蓄而發揮效能，是虛弱病症患者調養的最好時機。

☆細節提示

①冬季進補，一是食補，一是藥補。俗話說「藥補不如食補」。偏於陽虛的老人，食補以羊肉、雞肉為主；偏於陰血不足的老人，食補應以鵝肉、鴨肉為主。

②冬季因溫度較低，濕度較小，所以容易出現皮膚瘙癢。為了預防瘙癢，家庭洗澡用水應用溫水，水溫以自己感覺舒適為準，不宜太熱。

8 老人過冬需謹慎

★健康一句話

冬季天氣寒冷，老年人衣、食、住、行要多注意。

在冬季，老年人呼吸道、心腦血管疾病的發生率和意外受傷率較其他季節均有明顯增高，在日常生活細節中有許多方面需要重視。

衣：注意防寒保暖是減少老年人冬季多發病的可靠方法。

食：老年人冬季應多進食高熱量的食品。

住：老年人居住的房間室溫以16～20℃為宜，並應加強日光照射。如室內用火爐取暖，要防止煤氣中毒。用火爐取暖時，不妨在爐子上放一壺水，使水保持沸騰狀，讓熱氣不停地蒸發。

行：冬季天氣寒冷，要盡量少出門。

☆細節提示

①冬季飲食很關鍵。老年人應少吃過分油膩、不易消化的食物，不吃刺激性大的酸辣食品，不飲烈性酒，晚餐不過飽，以防胃病和冠心病發作。

②老年人冬令進補很有必要，但應在醫生指導下辨證使用。

9 冷天四不宜

★健康一句話

寒冷天氣，應做好季節性疾病的預防。

冬天應注意以下四個方面的細節：

栓。

(1)不宜早起外出。尤其是高血壓患者，早晨天氣嚴寒，易引發腦出血、腦血栓。

(2)不宜空腹鍛鍊。老年人早晨要緩慢起床，適量飲水、進餐。

(3)不宜讓老人或高血壓、冠心病患者獨自去浴室洗澡。冷天脫衣易受涼使血管收縮，促使血壓驟升，誘發中風；加上浴室充滿水蒸氣，氧氣量變少，在用力搓洗時，心臟耗氧激增，也容易發作心肌梗塞。

(4)不宜緊閉門窗。每天打開門窗，才能通風換氣。但霧霾天應少開門窗。

☆細節提示

①冬天洗澡過於頻繁，可能會洗掉保護皮膚的皮脂、角質層等成分，因此最好不要天天洗澡，兩三天洗一次即可。

②不要用過燙的水洗澡，否則會燙傷皮膚，造成皮膚局部發炎。對皮膚瘙癢者而言，會口重瘙癢。

③皮膚瘙癢的患者洗澡時不要搓洗，也不要用鹽水或花椒水泡澡。

10 冬季養生暖背足

★健康一句話

足部和背部保暖是冬季養生要點。

中醫認為，背為陽中之陽，足為太陽經和督脈循行部位。督脈總督一身陽氣，太陽經主一身之表，風寒之邪侵襲人體，太陽經首當其衝。如果背部保暖不好，風寒之邪極易透過背部侵入人體，損傷陽氣而致病，或使舊病復發、加重。尤其是對於患有過敏性鼻炎、慢性支氣管炎、哮喘、胃潰瘍和心血管疾病的患者來說，暖背尤其重要。

冬日還應注意溫足。因為人的雙足離心臟的距離最遠，末梢血液循環比較差，再加上雙腳的皮下脂肪較少，防寒保溫能力差，故而「寒從腳下生」。下肢受涼，不僅影響兩足，還會引起上呼吸道感染等，甚或誘發心絞痛、心肌梗塞等心血管疾病。因此，冬季雙足的保暖也很重要。

☆細節提示

①睡前用熱水洗足，使毛細血管擴張，促進足部的血液循環，可安神甯志，有益睡眠。尤其對於因下元虛冷，陽氣難以布達四肢，雙足不溫的老年人，更

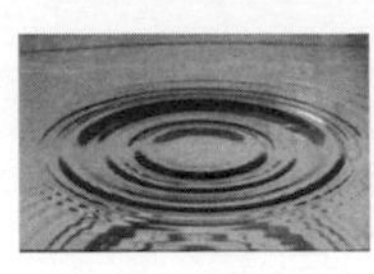

是保健的有效措施。

11 老年人冬季穿著四原則

★健康一句話

老年人冬裝的要求：輕、暖、軟、大。

老年人對氣候冷熱變化的調節能力和對外界環境的適應性比年輕人差，加之體力衰退，喜靜少動，所以，要特別注意冬季的服裝穿著，以利於預防疾病，健康長壽。

老年人冬季穿衣服原則上以輕、暖、軟、寬大為好。

上衣最好是對襟的，褲子可用鬆緊帶作腰帶，這樣穿脫方便，切忌緊裹身體。應選擇天然材質、保暖性較好的面料，如羊毛和羽絨製品。衣服的衣領、袖口採用封閉型結構，這樣能減少透氣，增加保暖性。

對患有慢性支氣管炎、肺氣腫和胃病的老人，穿棉背心比較合適；患有心血管疾病的老人衣服不要太重，以免影響血液循環和妨礙行動，應選擇輕軟材料的衣服；老年人的關節活動往往不夠靈便，故應盡可能用對襟開扣的毛絨衣、衛生衣，紐扣也宜少些，這樣便於穿脫；另外還要注意到肩關節和膝關節的保暖。

☆細節提示

①老年人體力衰退，喜靜少動，所以，應注意冬季服裝的保暖。

②老年人易有皮膚乾燥、發癢等症狀，因此，不宜用化學纖維材質的衣服作貼身內衣。

12 抗寒鍛鍊好處多

★健康一句話

冬季鍛鍊目的在於增強耐寒力，磨練意志。

人體自有一套完整的體溫調節系統，以確保體溫恒定在舒適的37℃左右。在寒冷環境中，人體皮膚受到冷的刺激後，透過神經調節，血管會自動收縮，以減少熱量的散發，保持恒定的體溫。

堅持冬季體育鍛鍊，有四大好處：

(1)增強體質，磨練意志。參加冬季體育運動，不僅能鍛鍊身體，增強體質，而且能鍛鍊不怕嚴寒的堅強意志，提高身體的抗寒能力、增強抵抗各種疾病的能力。

(2)增強禦寒能力。冬季體育鍛鍊，可以使血液循環加速，身體產生的熱量增加，提高人們的禦寒能力。所以堅持冬季鍛鍊的人，抗寒能力比一般人要強。

(3)提高免疫力。冬季鍛鍊大部分時間是在室外進行，不斷受到冷空氣的刺激，人體造血功能發生變化，身體抵抗疾病的能力增強。

(4)消除疲勞，增強記憶力。冬季鍛鍊加快血液循環，增加大腦氧氣的供應量，這對消除大腦因長期工作帶來的疲勞、增強記憶力有積極的作用。

☆細節提示

①冬季運動，無論是對於身體功能的改善，還是對於心理健康的調養，都有著不可輕視的作用。為了您的身心健康，積極投身冬季運動吧。

②人的意志是磨練出來的，冬季運動正是磨練意志的好機會。

13 一日兩次脊椎保健操

★健康一句話

脊椎保健操可以幫助患有頸椎病、腰椎病的人有效緩解症狀。

長期低頭伏案工作，頸椎長時間處於屈曲位或某些特定體位，不僅使頸椎間盤的內壓增高，而且也使頸部肌肉長期處於非諧調受力狀態，頸後側肌肉和韌帶易受牽拉勞損，椎體前緣相互磨損、增生，再加上扭轉、側屈過度，更進一步導致損傷，很容易發生頸椎病。堅持每日兩次做脊椎保健操，對預防和緩解頸椎病、腰椎病十分有效，具體步驟如下：

(1)基本姿勢。每次做各項訓練動作前，先自然站立，雙目平視，雙腳略分開，與肩同寬，雙手自然下垂。

(2)前俯後仰。雙手扠腰，先抬頭後仰，然後緩慢向前胸部位低頭，同時呼氣，雙眼看地。

(3)舉臂轉身。先高舉右臂，手掌向下，抬頭目視掌心，身體慢慢轉向左側，停留片刻。再換右臂，反方向做一次。

(4)左右旋轉。雙手扠腰，先將頭部緩慢轉向左側，同時吸氣於胸，讓右側頸部伸直後，停留片刻，再緩慢轉向右側，同時呼氣，讓左邊頸部伸直後，停留片刻。

(5)提肩縮頸。動作時雙肩慢慢提起，頸部盡量往下縮，停留片刻後，雙肩慢慢放鬆，頭頸自然伸出。還原自然，然後再將雙肩用力往下沉，頭頸部向上拔伸，

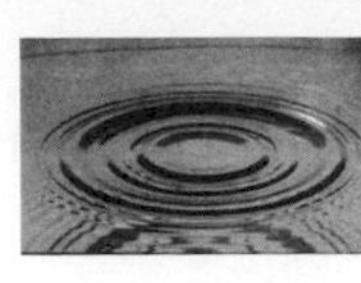

停留片刻後，雙肩放鬆，並自然呼氣。

☆細節提示

①這套脊椎保健操整體動作要緩慢、諧調，把肌肉慢慢地繃緊，然後再做適量的放鬆動作，覺得累的時候要適當休息。

②「經常聳聳肩，頸椎保平安」，經常用電腦的人，最好堅持天天做聳肩動作。

14 被窩裡的健身操

★健康一句話

早上起床時進行一些按摩或者做做健身操，會感覺神清氣爽，有助於一整天保持精力充沛。

我們在日常工作繁忙的時候可能很難抽出時間來專門鍛鍊身體，如果每天早上能早醒十分鐘，在床上做一套健身操，則是一件既省時又收效甚大的事情。如果是夫妻兩個一起進行，還能在健身中促進感情呢！

(1)伸懶腰。睡醒後在床上做伸懶腰同時配合深呼吸的動作，反覆練習7～8

次，有助於消除疲勞，加快覺醒。

(2)轉頭屈腳腕。睡醒後，人有時會感到頭昏腦脹，這是一夜睡眠使頭部和頸部肌肉變得僵硬，頭部血液循環不暢，致使頭部供血不足所致。如果躺在床上頭部向左右側緩慢轉動10～12次，就可使頭昏減輕。同時，再屈伸腳踝關節15～20次，可使下肢活動開來。

(3)仰臥側屈。仰臥在床上，一手上舉，隨上體側屈，下肢用力伸直，左右側屈各做8～10次。

(4)仰臥下肢屈伸。做完了上述的上肢運動後，你肯定會精神好很多，睡意全無。接下來就可做些下肢屈伸動作。作法是一側腿屈，使腳踏床上，然後膝部伸直，兩腿輪流各做15～20次。

(5)仰臥舉腿。此動作有利於解除便祕，強健腹肌，從而有助於身姿健美。具體作法是：仰臥在床上，兩腿併攏屈膝，然後，小腿伸直上舉，腿與上體成90度接著腹肌用力，兩腿下落到450度的傾斜度，腳腕必須屈成直角，跟腱必須伸直，保持這個姿勢片刻，然後還原成兩腿上舉姿勢，再重複這個動作15～20次。做這個動作時，上半身應放鬆並緊貼床面。

(6)全身屈伸。此動作有助於舒展肩關節。具體作法是：俯臥床上，然後屈膝

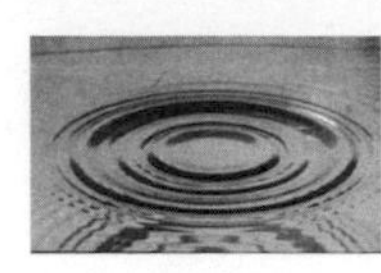

跪起，上身前屈，兩臂伸向頭前方，胸部盡量觸及床面，兩肩向後翻，保持片刻。接著兩腿伸直，上體慢慢抬起後仰，稍停。最後還原成屈膝跪起姿勢。

(7)仰臥轉腰。仰臥，兩臂各伸向兩側，成側平舉姿勢。然後一腿伸直上舉，在腰部擰轉倒向對側床上。這時腿和腰部必須成直角倒下，肩部始終保持貼緊床面狀態，肩不可浮起，否則效果就會大打折扣。此動作左右各練習15～20次，日久堅持，有助於增強腰肌和促進腸胃的蠕動。

☆細節提示

①在起床的時候經常進行床上健身，有助於全天精神飽滿。

②床上健身要想達到防病去病的目的，堅持是最重要的。

③每天早上早起十分鐘。

第二章 切斷疾病源，身體自然棒——微養生之居家衛生篇

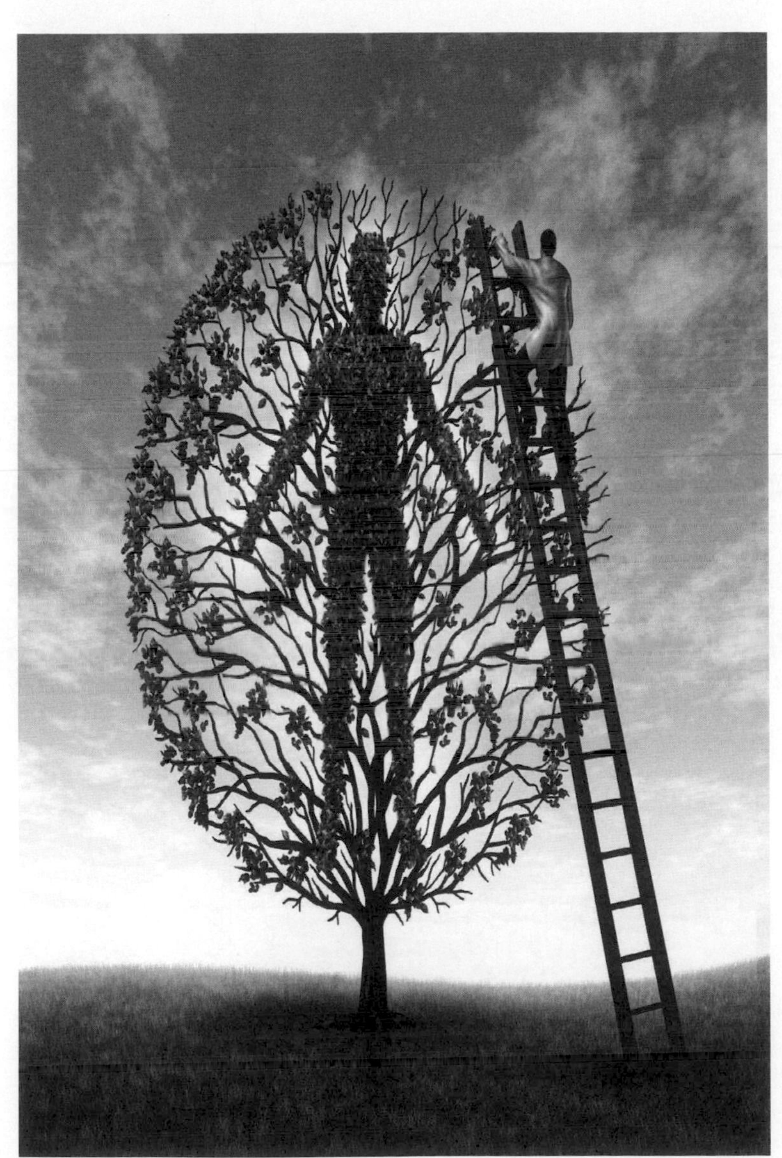

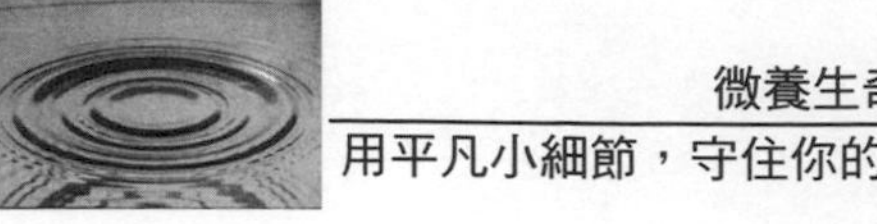

1 臥室要保證充足的日照

★健康一句話

充足的日照可以提高人體免疫力。

陽光是生命的必要條件，《城市居住區規劃設計規範》中也規定：大城市住宅日照標準為大寒日≥2小時，冬至日 ≥1 小時，老年人居住的建築中，冬至日日照不應低於二小時。充足的日照對人有以下好處：

(1)人的皮膚接受太陽光中紫外線照射後，能合成維生素D，可預防佝僂病發生。

(2)太陽光可殺死居室內空氣中的部分致病微生物，並且能給人以生命的活力，提高機體的免疫能力。

☆細節提示

①採光好的房間，對人的生理和心理影響很大。

②一般來說，坐北朝南的房屋光照效果比較好，且冬暖夏涼。

③如果房間因朝向造成陰暗，可透過更換牆壁顏色使房間顯得寬敞明亮。

④客廳或臥室等經常活動的區域，可以把牆刷成淺藍色或薄荷綠等明快的

亮色調，能讓房間顯得開放寬敞。

2 空氣潔淨度是個生活指標

★健康一句話

居室內的空氣潔淨度是健康居室的重要指標。

空氣潔淨度主要指居室內空氣中某些有害氣體、代謝產物、飄塵和細菌總數不能超過一定含量。這些氣體和物質主要是二氧化碳、二氧化硫、甲醛等，其中還有致癌物。這些氣體和物質對人體十分有害，濃度過高能引起心血管、呼吸系統的疾病。因此，保持室內空氣潔淨非常有必要。哪些方法可使室內空氣更好呢？

(1)適當通風換氣。通風換氣不僅有利於室內污染物的排放，還可讓裝修中出現的有毒氣體盡早釋放出來。

(2)保持一定的濕度和溫度。如果室內濕度和溫度過高，許多污染物就會從裝修材料中快速揮發出來，污染室內空氣。另外，濕度過高還利於細菌等微生物的繁殖，對人體健康產生危害。

(3)放置一些有吸汙作用的植物。如吊蘭，具備強大的吸汙本領，是淨化室內空氣最好的植物之一。

(4)選擇合適的室內空氣清潔設備。要根據室內面積的大小來選擇適宜的室內空氣清潔設備，如空氣淨化器、排油煙機等。

(5)選擇環保材料。室內空氣污染很大程度是由裝修過程中所使用的材料不當所致，甲醛、苯、二甲苯等揮發性有機物氣體會從材料中揮發出來。因此在裝修過程中應盡量選用不含甲醛的黏膠，不含苯的稀料，提高裝修後室內空氣清潔品質水準。

☆細節提示

①新居內的空氣環境不好，不要急於入住，要適當通風，放置空氣淨化器，過一段時間後再入住。

②勤開窗通風可以減少居室內的空氣污濁，如遇霧霾天，就不要開窗了。

3 危及人身安全的裝修

★健康一句話

不當的裝修會危及家人的健康和安全。

(1)花崗岩的放射性污染。有不少裝修材料由氡氣等引起的放射性強度已經超標，成為無形殺手。

(2)牆面防火材料。在家庭裝修中，牆面裝潢會給家庭造成防火隱患。

☆細節提示

①謹慎選擇裝修材料，遠離隱形危機

4 謹防塵蟎為害

★健康一句話

塵蟎為害人體健康，不可不防。

塵蟎常常會引發哮喘病、支氣管炎、過敏性鼻炎、腎炎和過敏性皮炎，應多加注意。

(1)居室內的塵蟎主要在地毯、沙發及座墊、枕頭、被褥內滋生。

(2)如果室內通風、透光、乾燥效果不好，會造成空調內塵蟎大量繁殖。

(3)終日緊閉的茶色玻璃門窗內、陰暗潮濕的屋子裡，塵蟎易大量繁殖。

(4)潮濕悶熱的夏季是塵蟎繁殖的高峰期。

☆細節提示

①居室內最好不鋪地毯。鋪有地毯的話要經常打理。

5 洗手液的健康「講究」

★健康一句話

科學使用洗手液，控制細菌傳播。

大多數人認為香皂一家人都使用，容易交叉感染，而且清潔效果也不是最好，而洗手液使用起來更衛生，清潔度更好，因而越來越多的人選擇洗手液洗手。其實，洗手液能否達到真正的殺菌效果，主要是看它的乙醇含量，以及洗手的方法是否正確。

(1)正確選擇洗手液。洗手液分兩大類，一類是普通洗手液，另一類屬消毒產品。前者具有清潔去汙的作用，後者才含有抗菌、抑菌或殺菌的有效成分。洗手液中乙醇的含量要超過60％才能產生殺菌消毒的效果。兩類洗手液在外包裝上有區別，普通洗手液一般為「准字型大小」，消毒洗手液則多為「消字型大小」。

(2)用洗手液洗手的方法。先用清水充分濕潤雙手，取適量的洗手液於掌心雙手充分揉搓至少三十秒以上，在此過程中要注意揉搓到指尖、指縫，並讓泡沫能覆蓋到整個手的各個部分。揉搓完後用流水沖洗乾淨。

☆細節提示

①洗手後要用清潔的乾毛巾或紙巾擦乾，不要烘乾。因為烘乾容易使手表面水分快速揮發，造成皮膚乾、粗糙。

②要選擇正規的商場購買洗手液，購買洗手液時要看生產標誌是否齊全，如無廠名、廠址等，最好不要買。

③劣質的洗手液會傷害皮膚，千萬不要使用。

④洗手液不能有效去除附著在皮膚細小縫隙中的一些汙物，如灰塵、泥土、血漬等，所以，一旦手上沾染此類汙物，僅用洗手液是不夠的，必須先用香皂將汙物去除。

6 馬桶刷要保持清潔乾燥

★健康一句話

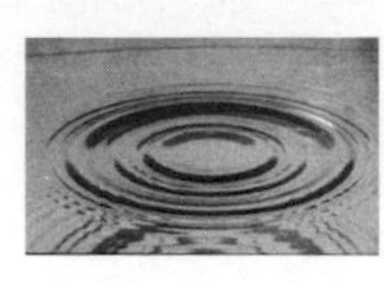

不清潔的馬桶刷也會造成廁所污染。

馬桶容易沾染尿漬、糞便等汙物，沖水後如果發現仍留有殘跡，一定要及時用馬桶刷清除乾淨，否則容易形成黃斑污漬，也會滋生真菌和細菌。可見，馬桶刷是保持馬桶清潔的功臣。然而，如果不注意馬桶刷的清潔和乾燥，它也會成為污染源。每次刷完汙垢，刷子上難免會沾上髒物，最好隨手再沖一次水，將其沖洗乾淨，把水瀝乾，噴灑消毒液，或定期用消毒液浸泡，並放在乾燥通風的地方。

☆細節提示

①最好把馬桶刷掛起來，不要隨便放在角落裡，也不要放在不透風的容器裡。

②馬桶刷也要經常更換，以免造成細菌的交叉傳播。

③最好用細頭的馬桶刷，這樣能更好地清潔馬桶內緣和管道深處。

7 馬桶邊盡量不設垃圾桶

★健康一句話

馬桶邊的垃圾桶是一個重要的污染源。

大多數家庭都會在馬桶邊設一個廢垃圾桶，存放使用過的廁紙，但這樣會造成細菌隨空氣散播，因為很少有人能做到隨時清理，至少都會存放一兩天。時間越長，滋生的細菌就越多。

在上完廁所之後，最好是將廁紙丟進馬桶內沖走，只要不是太厚、太韌，廁紙一般都能在水中很快變軟，所以不用擔心堵塞。有需要時，備一個衛生袋就可以，沒必要再設廢垃圾桶。

☆細節提示

①如果一定要用垃圾桶，也要選帶蓋子的，以防細菌散播，並及時處理用過的廁紙。

8　抽油煙機不只用於抽油煙

★健康一句話

抽油煙機不僅要在炒菜時開，燒開水、煮飯時也要開。

抽油煙機是一種淨化廚房環境的廚房電器，其功能不僅僅是抽走烹飪油煙，

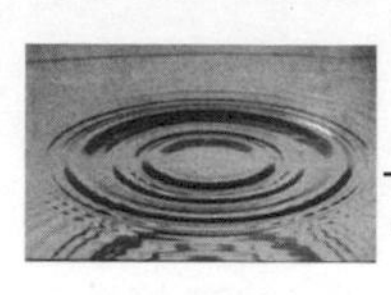

它還有其他作用：

(1)消除燃氣污染。每次點火、熄火時洩漏的燃氣，以及燃氣在燃燒過程中產生的廢氣，特別是石油液化氣，含有多種強致癌物質，比烹飪時產生的油煙更有害健康。

(2)補充新鮮空氣。廚房不僅僅要抽油煙，還要補充新鮮空氣，必須考慮到整個房間的組合通風。抽油煙機在排油煙的同時還能換氣，補充新鮮空氣。

☆細節提示

①抽油煙機如果每天都使用，每半個月到一個月要將過濾網清洗一次，否則會影響吸濾油煙的效果。

②首先要選擇排煙率高的抽油煙機。

③抽油煙機要定期進行清洗，否則會影響其功能。

9 正確使用消毒櫃

★健康一句話

洗過碗應擦乾後再放入消毒櫃內消毒。

想要預防疾病，首先要保證我們的飲食和餐具乾淨衛生。隨著科技的不斷發展，消毒櫃走進了千家萬戶，解決了餐具不衛生的問題，但是該如何正確使用消毒櫃呢？

(1)開啟消毒櫃工作前必須將櫃門關嚴。如果門關不嚴，不僅做不到應有的消毒保潔作用，而且會浪費資源，損壞機器。

(2)應將餐具洗淨瀝乾後再放入消毒碗櫃內消毒，這樣能縮短消毒時間和降低電能消耗。

(3)塑膠等不耐高溫的餐具不能放在高溫消毒櫃內，而應放在臭氧消毒的低溫消毒櫃內消毒，以免損壞餐具。

(4)彩瓷器皿放入消毒櫃會釋放有害物質，危害人體健康。

(5)碗、碟、杯等餐具應豎直放在層架上，最好不要疊放，以更通氣和盡快消毒。

☆細節提示

①消毒期間請勿開門，以免影響效果。

②消毒櫃必須安裝或放置在通風較好的地方。

③消毒櫃只適用於食具的消毒保潔，不能把非食具放入消毒櫃內。

④消毒櫃程式執行完畢二十分鐘後將門體打開通風，最好使用乾淨的抹布擦拭乾淨櫃體內腔殘存的蒸汽，以防箱體生鏽或發生黴變。

10 寵物可帶來哪些傳染病

★健康一句話

家養寵物可能帶來一些傳染病。

時下，養寵物已成了「時尚」的代名詞。從最初的養魚養鳥，到現在的養貓養狗，甚至養蜥蜴，寵物在給人們帶來慰藉的同時，也彰顯著現代人的個性。然而，在享受著寵物給你帶來歡聲笑語的同時，你是否想過它會危及健康呢？

(1)幼小的動物經常會感染一種易引起食物中毒的病菌。當人們撿拾幼小寵物毛上的遺留排泄物時，病菌會由此得以傳播。

(2)通常在小動物，特別是貓和狗身上會發現易引起潰瘍的細菌。這種細菌是透過唾液進行傳播的，同寵物過分親膩和讓寵物舔吻都會被傳染。

(3)爬行動物會傳播沙門病菌，因為它們的皮膚裡潛藏著沙門菌，因而它們接觸到的每樣東西上都會留下病菌的痕跡。

細節提示

①如果任由寵物「橫行」，又不注意衛生，致病微生物極有可能在家人中反覆傳染。

②有時一個家庭的成員不斷重複交叉得病，這很可能是家中心愛的寵物傳染所致。因此建議最好不養寵物，尤其是有嬰幼兒的家庭。

第三章　均衡營養，合理搭配——微養生之飲食觀念篇

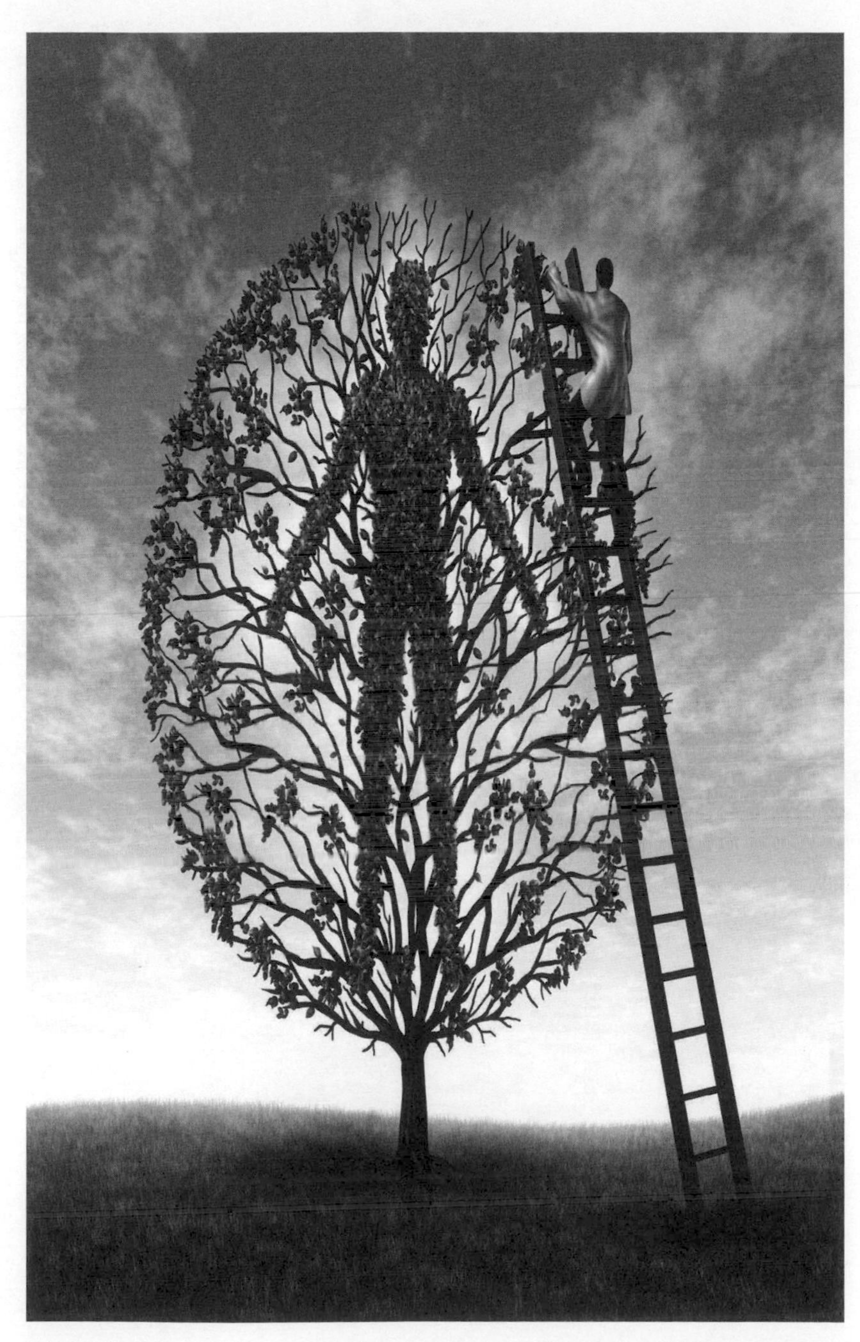

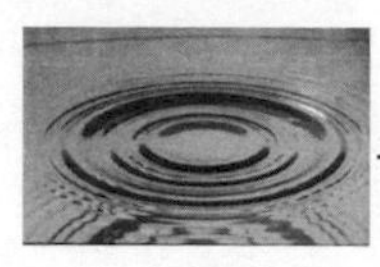

1 多吃主食，保護大腸

★健康一句話

適當多吃點主食能抑制腸癌。

研究發現，食用澱粉類食物越多，小腸癌、結腸癌和直腸癌的發病率越低。所謂澱粉類食物，主要指富含糖類的主食（如白米、玉米、小麥等），以及根莖類蔬菜（如馬鈴薯、山藥、薯類等），此外，還包括香蕉等含糖類比較豐富的水果。可見澱粉類食物主要是指主食類食物。澱粉類食物主要透過以下兩種方式抑制腸癌：

(1)當澱粉進入腸道後，經一系列化學反應，有助於增加糞便，促進腸排泄，加速致癌代謝物排出體外。

(2)澱粉在腸內經發酵酶作用，會產生有效抑制癌細胞生長的物質，它能夠直接抑制大腸細菌繁殖，防止大腸內壁可能致癌的細胞產生。

☆細節提示

①可以去市場買粗加工未經去除穀皮的全穀食物，如穀類麵包。

②購買穀類麵包時要注意辨別：如果成分表的第一位就是穀類，說明它的

穀類含量的確豐富；如果穀類成分排在其他成分或者糖的後面，說明這種食物裡穀類成分不多。還有一個方法是：用手拿著麵包，如果感覺麵包密實緊湊，有明顯的麥麩，就它的穀類含量豐富。

③蕎麥麵條、涼粉、烙餅、蒸餃和米飯等主食富含澱粉，可以很好地保護大腸。

④富含B群維生素、維生素E的五穀雜糧粥，如臘八粥、八寶蓮子粥、荷葉粥等尤其適合中老年人食用。

2 飯後立即走，影響消化功能

健康一句話

飯後立即走路，影響消化功能。

「飯後百步走」是許多人的習慣，可專家研究發現，食物在消化道停留的時間，脂肪約為五小時，蛋白質約為二小時，糖類約為一小時。如果飯後立即行走，可能會讓體內營養流失，還會造成心臟負擔加重。這是因為：

(1)飯後的食物，需要大量的血液來明消化器官運作，若立即運動或散步，則

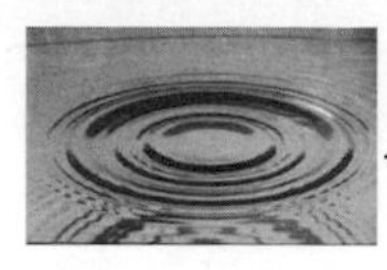

四肢血液量增加，相對地減少了胃腸的血液供應，影響了消化功能，不利於食物消化，使人體營養吸收受到影響。

(2)飯後立刻洗澡，皮膚毛細血管會擴張充血，進而使消化系統的血流量不足，影響食物的消化吸收。

(3)雖然行走對青壯年來說只是一種輕體力運動，但對老年人，尤其是七十歲以上的老年人則可能是一種中度以上的運動，容易加重心臟負擔。如果老年人患有冠心病，飯後立即走，會加重心臟負擔，加大心肌缺血的可能。

☆細節提示

①飯後休息三十分鐘至一小時，再進行輕柔的活動。

②老年人每日的步行鍛鍊宜早晚各一次，以沒有氣急、自我感覺合適為度，每次可行走三十～四十分鐘，中途還可依據自身情況決定是否休息一下。

3 鈣宜在晚上補

★健康一句話

睡前四小時補鈣效果好。

人體內如果長期缺鈣可造成鈣代謝紊亂，從而引發甲狀腺功能亢進。

兒童缺鈣影響機體代謝，容易造成新生骨與軟骨中鈣鹽量不足，從而表現出一些骨骼變化，可以引起生長發育遲緩，新骨結構異常，骨鈣化不良，骨骼變形，發生佝僂病、雞胸，出現「O」形或「X」形腿、串珠肋、方顱、枕禿等體徵，同時牙齒發育不良，容易患齲齒。

成年人缺鈣時，可發生骨質疏鬆。到了老年以後，鈣的大量溶出，因此骨質也緩老年人隨著年齡的增長可能會出現身高變矮的現象，這是因為缺鈣可以造成骨萎縮。

另外，婦女在妊娠期與更年期出現的牙齒痠痛、腰痠腿痛等症狀與缺鈣也有關係。妊娠期缺鈣還會影響胎兒的發育。

近年有研究者發現白髮也可能與缺鈣有關。

有的人脊柱、手臂、腿腳等部位的骨骼軟得可以彎曲，頭顱稍微加以壓力便會變形，現代醫學看來這種疾病就是由於缺鈣而引起的「軟骨病」。

因此，人體要適當補鈣。而研究發現，晚上補鈣效果更好：

(1)人體在不斷地分解舊的骨骼組織，這個過程大約在凌晨三點入睡的時候速度為最快。所以，為了確保體內的鈣含量更加穩定，適合晚上補充鈣源。

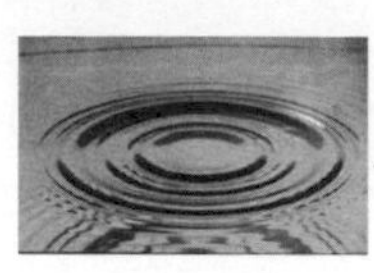

(2)補鈣要距離入睡有一段的時間，以睡前二～三小時為佳。

(3)鈣的最理想來源是牛奶及乳製品，牛奶中不僅含鈣豐富，而且吸收率高。動物性食品如蛋黃、魚、貝類、蝦皮等含量也高。植物性食物以乾豆類含鈣量較為豐富。

☆細節提示

①補鈣過多尤其長期服用鈣劑不利於健康，飲食補鈣比較安全。

②綠葉蔬菜含有較豐富的鈣，但是有些蔬菜如莧菜、菠菜等含草酸較多，會影響鈣的吸收。

③蝦皮中含鈉很多，患有高血壓、腎臟疾病的人不宜採用蝦皮補鈣。

④補鈣不宜過多，攝入過量的鈣可影響鐵、鋅等元素的吸收利用率。

⑤鈣攝入過量可出現高鈣尿症，由此容易造成腎結石、尿路結石，而且結石的質地硬、不規則且數目多，從而影響泌尿系統健康。

4 夏季飲食重在「清」

★健康一句話

夏季飲食要清淡。

季天陽下濟，地熱上蒸，天地之氣上下交合，暑為盛夏的主氣，暑熱為自然界萬物的茂盛繁榮提供了有利的時機和條件。但暑熱為陽邪，易耗氣傷津，從而導致口乾舌燥、小便赤黃、口渴思飲、大便祕結等症。濕為長夏的主氣，而濕為陰邪，易傷人體陽氣，尤其是脾胃之陽氣，常常使人食慾減退、大便稀溏、脘腹脹滿、四肢不溫。

夏季天氣炎熱、潮濕，人體消耗很大，特別是中老年人和身體虛弱之人，極易傷津耗氣，導致氣津兩虛。

為了適應夏季的氣候特點，夏季的飲食調養應貫徹「春夏養陽」的原則，多食用些清淡平和、清熱利濕的食物，少食苦味食品，多食辛味食物，並以溫食為主，喝水、冷飲要講究方法，嚴格把住「病從口入」關，以達到養心、健脾、開胃、祛暑、祛濕之目的。

(1)多食高維生素的食物。維生素對人體提高耐熱能力和體力有極佳的效用。夏季氣候炎熱，維生素的消耗量增加。再者，由於大量出汗，汗液中水溶性維生素流失增多，尤其是維生素C和維生素B、維生素B2所以夏季人體需要補充大量維生素。新鮮蔬菜和夏熟水果，如番茄、西瓜、甜瓜、楊梅、桃、李等都含有大量的維生素C；糧穀類、豆類、動物肝臟、瘦肉、蛋類等均含有豐富的維生素B。

(2)多食含優質蛋白質高的食物。蛋白質是人體必不可少的營養物質，它與人體的各種生理活動緊密相關。由於夏季天氣炎熱，人體組織蛋白分解加快，蛋白質需要量要比平常多。因此夏季應食用肉、蛋、奶、豆類等一些含優質蛋白質高的食物。

(3)及時補充水和礦物質。夏天天氣炎熱，體溫過高，人體大量出汗，不但體內水分流失過多，而且汗液中還排出大量的鈉、鉀及鈣、鐵、鎂、銅、鋅、錳、鉻、硫、磷等元素。人體如果缺乏水和礦物質，會引起機體水鹽代謝和酸鹼平衡的紊亂，既影響耐熱能力，又極易誘發中暑。因此，要及時補充水分和礦物質，以維持酸鹼平衡。

☆細節提示

①夏季飲食時，可以適當飲些清涼飲料，如酸梅湯、菊花茶等。但冷飲要適度，不可偏嗜寒涼之品，否則會傷陽而損身。

②當補充水分時，宜少量、多次補充，這樣可以減慢排汗速度和減少水分蒸發。

③可根據出汗多少而補充鈉鹽。

④多吃一些含鉀高的食物，如香蕉、菠菜、芹菜、豆類、海帶等。

5 核酸可抗衰老

★健康一句話

預防衰老的一個重要方法就是使用核酸。

有些年輕人，蛋白質、脂類、糖、維生素、礦物質、膳食纖維等人體所必需的營養素都得到了充分的供給，卻仍然感到精神不振，未老先衰，對疾病的抵抗能力降低，容易疲勞，個別的人甚至走路都感到氣喘，等等，這些都可能是核酸供應不足的徵兆。

核酸是細胞的重要成分，在機體的生長、發育和繁殖過程中，具有重要作用。正因為如此，一旦核酸供給不足，就會對機體造成不良影響，首先就是導致衰老。現代人的膳食中，攝入的核酸較少，又由於營養不平衡，可能會引起身體

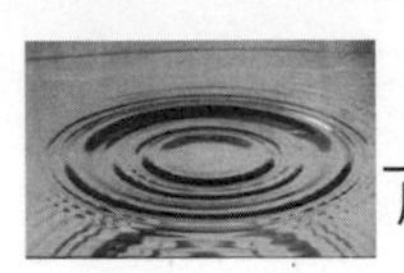
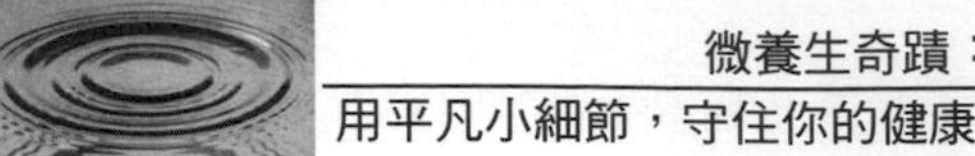

早衰及老年性疾病的發生，如高膽固醇血症、心腦血管疾病、老年性關節炎、癡呆症、糖尿病、肥胖病等。

既然衰老的原因之一是細胞核酸的變化，那麼我們可以從體外攝取核酸來補充損失的核酸。可以透過攝取富含核酸的食品，來加速細胞的新陳代謝。富含核酸的食品有魷魚、雞肝、紅豆、鮭魚、雞心、牡蠣、豌豆、牛腎、比目魚、烏賊、牛肉、豆腐乾、菠菜、蘿蔔、蘑菇、酵母、木耳、花粉、橘子、番茄、芹菜、香蕉、桃、草莓、鳳梨、葡萄、檸檬、胡蘿蔔等。魚類食品，特別是海產魚含核酸量很高，所以多吃魚，可獲得較多的核酸。

☆細節提示

①在食用高核酸膳食時，要注意少吃鹽（每人每日六克以下），多喝水，以利於核酸在體內的代謝需要。

②適當地補充核酸，對活化細胞、增強免疫功能、促進新陳代謝、抗衰、健美、健腦及防治多種功能性疾病都有很大作用。

6 少鹽能益壽

健康一句話

清淡的飲食，尤其是少鹽，可以益壽。

鹽是「百味之王」，是人們生活中不可缺少的重要調味品，當前人們鹽的攝入量已遠遠超過了生理需要。由於長期的飲食習慣，造成人們的口味有「輕」有「重」，但這些並非生理需要。

唐代名醫孫思邈曾說：「鹹多促（短）人壽。」中醫學認為，鹹人腎經，適量可補腎強身，為身體所必備。而多食則傷腎損腎，使人早衰。所以強調日常飲食中「味適中而不過鹹」，特別是湯羹之味，更需淡鹽。

臨床醫生和營養工作者在實踐中發現，動脈硬化、腦梗塞、高血壓、腦出血等疾病高發與吃鹽太多有關，因此建議大家飲食要清淡，要控制鹽的攝入量，成年人每天鹽的攝入量不要超過六克，其他人群對鹽的攝入量要適量減少。

少鹽雖然能益壽，可也不能太少，因為鹽中含有鈉（鹽的化學成分為氯化鈉），鈉是人體內重要的生理元素，在保持細胞正常滲透壓、維持神經和肌肉興奮性、保持體液的酸鹼平衡等方面都產生重要的作用。我們每人每天都有非顯性出汗，而顯性出汗量與所處溫度及活動量有關。另外，每人每天排出尿量達一

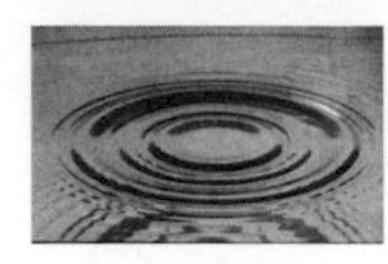

～二升，汗和尿中都含鈉，如果汗多、尿多，又不能足量補鈉，就會因缺鈉而出現眩暈、乏力，嚴重的還會出現抽搐。

因此人體在大量出汗、嚴重嘔吐和腹瀉時應適量補充鹽分。另外食鹽也是合成胃酸的基本原料，能促進食物的消化吸收，殺滅入侵的細菌。

☆細節提示

①「少鹽益壽」的說法，是有一定科學道理的。

②鹽的攝入量應適當，太多、太少均不利健康。

7 防衰抗老話膳食

★健康一句話

合理的膳食可以防衰老。

人的衰老，實際上是細胞的衰老。延緩衰老，就是要提高細胞的抗衰老能力。衰老就是細胞被氧化。細胞外層有一層由脂肪組成的細胞膜，很容易被氧化。當細胞膜被氧化後，通透性就會變得很差，導致裡面的毒素出不來，外面的營養進不去。於是，細胞慢慢衰老，各種疾病隨之而來。

此時，使用再高級的化妝品，也只能使你外表看起來似乎年輕，而內在細胞的衰老是不會改變的，只能注定你會漸漸老去。

因此，人體抗衰老，要從阻止細胞衰老開始。細胞衰老的關鍵是自由基攻擊細胞，使脂肪被氧化。自由基最主要的來源是氧氣，雖然氧氣提供了生命保障，但同時又是扼殺生命的「兇手」。機體燃燒氧氣使生命得以延續，但同時會釋放自由基。自由基攻擊細胞，使脂肪被氧化，令蛋白質「生鏽」，更為嚴重的是，它會刺穿細胞膜，破壞基因密碼，使細胞喪失自救能力而死亡，從而導致人體衰老。

機體中的抗氧化酶和其他抗氧化物質能降低自由基的殺傷力，阻止自由基的生成。然而這要求我們的機體必須要有正常的酸鹼度，還要有足夠的抗氧化物質，如SOD酶、維生素C、維生素E、β-胡蘿蔔素、生物類黃酮等。這些營養物質不是「吃得好」就能得到的，必須合理調整飲食，合理透過外源補充抗衰老物質。專家們將防老抗衰的食物歸納為五大類：

第一類：日常食品類。

第二類：增強體力、精力的食品。

第三類：防便祕食品。

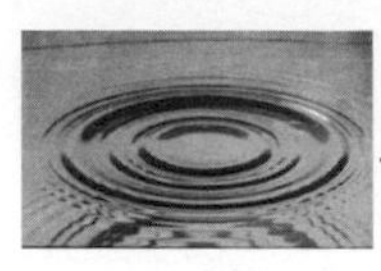

第四類：防老化食品。
第五類：美容食品。

☆細節提示

①我們不能左右大環境，只能改變自己的生活方式和飲食習慣，從「吃」開始，保證細胞的健康。

②如果我們東西吃得不對，沒有醫生能治好我們；如果我們東西吃得對，就能減少看醫生。

8 有益的咀嚼鍛鍊

★健康一句話

充分咀嚼適量粗纖維可以延緩衰老。

咀嚼鍛鍊就是要充分練習咀嚼肌，要多吃硬而粗糙的、含纖維成分多的食物。進食時要充分咀嚼，不要囫圇吞嚥，這樣可鍛鍊咀嚼肌，鍛鍊頜骨和牙槽骨，增強牙齒支援組織的健康。

咀嚼的積極效用表現在以下幾個方面：

(1)護胃。咀嚼可以使唾液分泌量增加，唾液裡的蛋白質進入胃裡以後，在胃裡發生反應，生成一種蛋白膜，對胃產生保護作用。

(2)殺菌。咀嚼產生的唾液中所含的溶菌酶，有解毒殺菌作用。

(3)清潔口腔。咀嚼產生的唾液能清除口腔中的食物殘渣，中和口腔中細菌所產生的酸，防止細菌生長繁殖，護牙防齲。

(4)抗衰老。唾液中含有分泌型免疫球蛋白A，具有抗菌免疫作用。它還能增加腮腺激素的分泌與吸收，產生抗衰老的作用。

(5)保護心臟。咀嚼時心情舒暢，心臟跳動有節奏，情緒穩定，有益於心臟健康。而進食過快，則易引起心律不整。

(6)鍛鍊肌肉。咀嚼可使面部肌肉得到充分運動和鍛鍊，使面部飽滿有光澤。還可增強面部肌肉的力量，有利於口腔、牙齒功能的鍛鍊。

(7)控制體重。咀嚼能較好調整食量，使之與體內需求相適應，有利於控制體重和減肥。

(8)保護大腸。食物嚼得細，透過食道時順暢舒適，對食道大有益處。

(9)預防疾病。細嚼慢嚥能促進體內胰島素和消化液的分泌，有助於消化，並調節體內糖的代謝，可以預防糖尿病等疾病的發生。

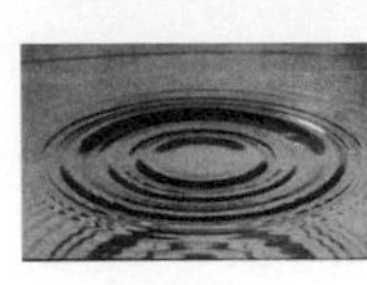

(10)益於吸收。食物嚼得越細，越有益於營養的吸收。

(11)享受美味。慢慢咀嚼有益於品味和享受美食。

(12)抗癌。唾液含有過氧化物酶，可使致癌物質轉化為無害物質，因而產生防癌抗癌的免疫作用。

☆細節提示

①「狼吞虎嚥」的飲食方式十分不科學，久而久之可能會對健康不利，所以我們提倡細嚼慢嚥。

②習慣單側咀嚼的人，往往一側頜面部膨隆肥大，並且影響美觀。咀嚼一側的牙齒很乾淨，牙周組織也很健康，而另一側的牙齒卻堆積了很多牙結石，牙根甚至牙周組織也是發炎的。

③進食過快，當大腦發出停止進食的信號時，往往已經吃了過多的食物，造成營養過剩，造成肥胖。

④粗嚼快咽易咬傷舌頭、腮幫，有損口腔、牙齒和牙床，甚至引起口腔潰瘍。

9 多吃粗糧保健康

★健康一句話

適當多吃粗糧，可以預防常見疾病。

習慣上，人們把日常吃的白米、白麵稱為細糧，把玉米（麵）、小米、高粱、豆類和薯類稱為粗糧。現在人們主食多以白米、白麵為主，粗糧已很少上日常餐桌，偶爾食用也只是為了換換口味，吃口新鮮罷了。人們在飲食方面對食物的要求是重口感和色澤，往往忽視其營養是否合理。因此腳氣病、糙皮病、維生素B缺乏症等營養缺乏症開始困擾人們。

合理的膳食應該是粗細搭配，才能使粗糧和精麵做到取長補短，更有利於對人體的營養。

精細主食大多是含糖類、脂肪、蛋白質較高的食品，而這些精細食品中卻較少含有維生素、礦物質、纖維素等人體必需的物質。

如果長期食用高脂肪、高蛋白、高糖類的精細食品，不吃粗糧，食物太精細，膳食纖維必然攝入很少，食後往往不容易產生飽腹感，容易造成過量進食而發生肥胖。這樣，血管硬化、高血壓的發病率就會增加。

玉米、高粱、小米、紅豆等一些粗雜糧中，含有較多的維生素、礦物質、纖維素等物質，經常食用，會對大腸產生機械性刺激，從而促進腸蠕動，使大便變軟暢通，可預防和治療便祕，並且對於預防腸癌和由於血脂過高而導致的心腦血管疾病都有好處。

然而，如果長期大量進食高纖維食物，對人體也不利。因為膳食纖維在阻礙對有害物質的吸收的同時，也會影響人體對食物中的蛋白質、礦物質和某些微量元素的吸收，導致人體對蛋白質吸收受阻，脂肪攝入量不足，微量元素缺乏，骨骼、血液、心臟等臟器功能的損害，降低人體免疫抗病的能力。因此，我們要仔細搭配，不能只吃粗糧，不吃細糧。

☆細節提示

①人們不宜長期吃精食細糧，也應經常吃點玉米麵、綠豆、標準粉等，做到粗細糧搭配食用，才更有利於營養和健康。

②吃粗糧時，可以合理搭配些細糧，吃起來才更美味、更健康。

③一個健康的成年人，每天的膳食纖維攝入量以10～30克為宜，不宜過多。

④除了粗糧以外，蔬菜中膳食纖維較多的是韭菜、芹菜、茭白筍、南瓜、苦

瓜、空心菜等，也可適量食用，以補充人體對粗糧中膳食纖維的攝取不足。

10 要重視吃早餐

★健康一句話

健康每一天，從早餐開始。

早餐是絕不能省略的，這是因為：

(1)早餐影響全天體內血糖水平。人體的能量主要來自血糖，其次是脂肪和蛋白質氧化產生。只有血液中有適量的糖，身體的每個細胞才能隨時獲得所需的能量。腦細胞對血糖的波動最為敏感，因為腦細胞所需能量只能從血糖獲得。而不吃早餐或早餐吃得很少的人，在食物消化完畢、血糖減少後，大腦思維就會變得遲鈍而混亂。學生在低血糖的情況下，學習效率也顯著降低，司機在低血糖情況下開車也存在較大危險。

(2)早餐損失的營養不能得到補充。因為早餐提供全天營養攝入量的1/3，如果早餐營養不足，長期下去，會出現營養缺乏症、缺鐵性貧血，影響兒童及青少年的生長發育。

有些人早餐只吃雞蛋，這樣是不利於身體健康的。早餐應提供全天身體所需熱量的1/3，而兩個雞蛋所提供的熱量只佔應攝入量的18～22％；再者，早晨起床後，身體需要補充水分，如果不補充水分只吃雞蛋，會使身體更加缺水，隨之而來的就是尿液濃度增高，不利於廢物及有毒物質排出體外。久而久之，無疑會對身體造成損害。

理想的早餐應有足夠的蛋白質、脂肪和一定量的澱粉類食物。牛奶加蜂蜜是早餐必備的食品，如果將蜂蜜與牛奶搭配起來食用，會產生最佳的互補效果，因為一方面益於吸收。蜂蜜作為單糖，含有較高的熱能，可直接被人體吸收。另一方面，營養全面。牛奶儘管營養價值較高，但熱能低，單獨飲用無法維持人體正常的生命活動。如果用牛奶加蜂蜜加其他，人體不僅能夠吸收到足夠的熱能，所吸收的維生素、胺基酸、礦物質等營養物質也更加全面，可以使人一整天都保持精力充沛的狀態。

☆細節提示

①早餐是一日三餐中最重要的一餐，也是啟動大腦的「開關」，應加以重視。

②牛奶雖好，但不適合支氣管炎、過敏體質者。
③早餐可吃些含水分多的食品，如牛奶、豆漿等。
④早餐應該吃熱食，以保護「胃氣」。

11 晚餐早吃，少患結石

★健康一句話

晚餐不當，「引石上身」。

晚餐早吃是醫學專家向人們推薦的保健良策。有關研究證實，晚餐早吃可大大降低尿路結石的發病率。傍晚六點左右進餐較合適，盡量不要超過晚上八點。

晚餐應選擇含纖維和糖類多的食物，最好能有兩種以上的蔬菜搭配食用，盡量不要吃水果、甜點、油炸食物等，不要過量飲酒，需要特別注意的是不要食用含鈣高的食物，否則可能會引發尿路結石。

☆細節提示

①晚上八點之後最好不要再吃任何東西，但可以適當飲水。
②晚餐後二個小時內不要就寢，這樣可使晚上吃的食物能得到充分消化。

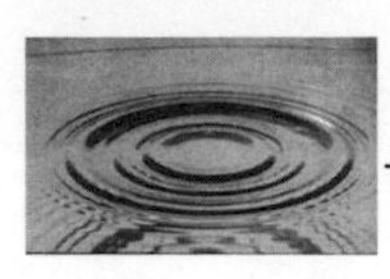

12 晚餐素吃可防癌

★健康一句話

晚餐遠離雞、鴨、魚、肉、蛋，預防現代「富貴病」。

晚餐時吃大量的肉、蛋、奶等高蛋白質食品，會使尿中的鈣量增加。一方面降低了體內的鈣儲存，誘發兒童佝僂病、青少年近視和中老年骨質疏鬆症。另一方面，尿中鈣濃度高，患尿路結石病的可能性就會大大提高。另外，攝入蛋白質過多，人體吸收不了，就會滯留於腸道中，產生胺、吲哚、硫化胺等有毒物質，刺激腸壁誘發癌症。

研究資料證實，晚餐經常吃葷食的人比吃素者的血脂要高二～三倍。

☆細節提示

①睡前二小時以內最好不要吃高熱量食品，特別是酒、肉類食物。

②晚餐應選擇含纖維多的食物，最好有二種以上的蔬菜。

③夜裡睡覺時各種器官的活動所需能量沒有白天多，如果吃夜宵就會產生超額能量，剩餘的能量轉為脂肪蓄積起來就容易發胖。

13 偏愛五味易致病

★健康一句話

飲食做到五味不偏愛，防病又益。

酸甜苦辣鹹，是主宰我們食慾的五種味感。每個人的口感不同，對五味的偏好也不同。但是，凡事需有度，偏愛五味也要適度，不管自己喜好什麼味道，都要注意不能過於偏頗，以免給自身健康造成不必要的影響和麻煩。

食之過酸，中醫認為，不利於肝氣的疏泄，久則傷脾，導致脾氣虛弱。

食之過甜，能使身體發胖，膽固醇增高，易患冠心病、高血壓。

食之過苦，則可使食慾減退。

食之過辣，易導致生瘡長痔或牙齦出血、牙齒鬆動。

食之過鹹，勢必口渴大飲，加重心臟負擔，使心腎功能早衰，並會引起血管硬化，誘發高血壓等病。

在飲食上做到五味不偏愛，並善於運用五味來調和人體的陰陽平衡，便可達到五臟不早衰，防病養老，延年益壽的功效。

☆細節提示

①食物的五味不宜偏好，宜等而視之。

②五味的刺激只能解決一時的口感需求，不能經常食用，更不能過量，否則只會對健康造成威脅。

14 進食過飽，大腦易早衰

★健康一句話

長期飽食大腦易早衰，還容易導致「富貴病」。

「要想腸胃好，常吃八分飽。」進食過飽，大腦中「成纖維細胞生長因數」比進食前約增加數萬倍。這種物質在人體的調節作用下，通常會很快從較高的狀態恢復到正常水準。如果經常飽食，會對身體產生不利：

(1)長期飽食，成纖維細胞生長因數會在大腦中聚積，使腦動脈發生硬化，引發老年癡呆等疾病。

(2)經常飽食，不僅會使消化系統長期負荷過度，導致內臟器官過早衰老和免疫功能下降，而且過剩的熱量還會引起體內脂肪沉積，引發「富貴病」和「文明病」。

當控制進食量、限制熱量的攝入時，一方面使活性氧生成減少，另一方面可以保護人體內抗氧化酶的活力及維持抗氧化酶的正常水準，從而使活性氧能得到及時清除，達到抗衰老的目的。

長期進食過飽，還會出現嗜睡、反應遲鈍、注意力分散、健忘等症狀。

☆細節提示

①飲食要節制，方合乎養生之道。

②各種營養要均衡。中國營養學會建議，每天攝入油25～30克，鹽<6克，奶及乳製品300克，大豆類及堅果類25～35克，畜禽肉40～75克，水產品40～75克，蛋類40～50克，蔬菜類300～500克，水果類200～350克，穀薯類250～400克，水1500～1700CC。

③吃東西時，要細嚼慢嚥。

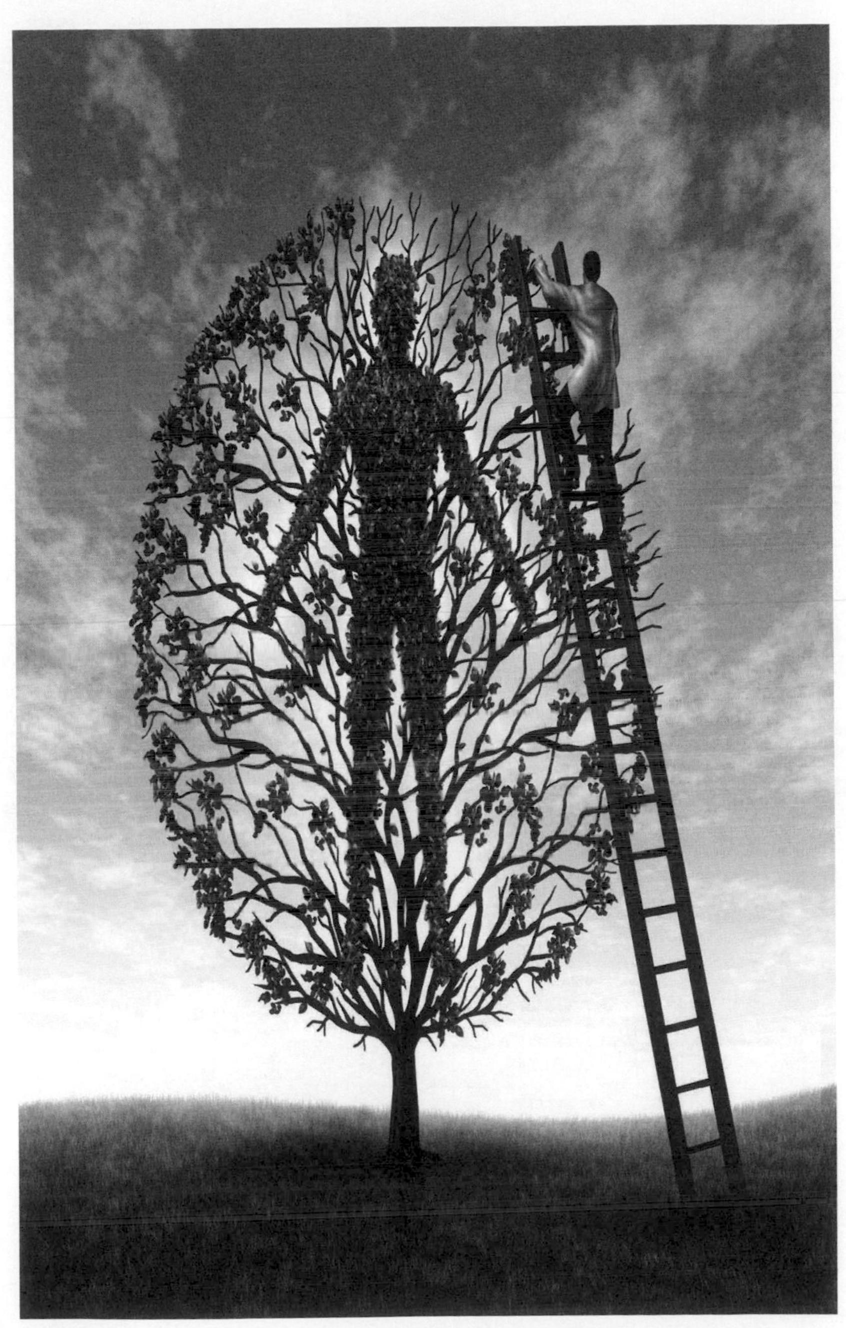

第四章　飲食新主張——微養生之飲食營養篇

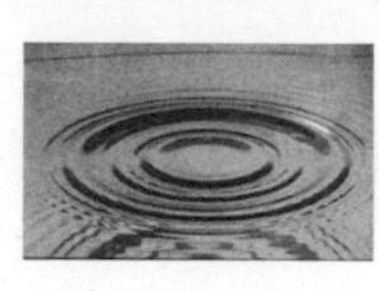

1 食物流行四趨勢

★健康一句話

食物流行新趨勢：素、野、粗、雜。

隨著科學的快速發展，人們認識水準的提高，以及觀念的不斷更新，吃的東西也隨之變化。現今的人，不僅要吃得營養，還要吃得科學，吃得健康，吃出時尚。「素」「野」「粗」「雜」已經成為當前食品四大趨勢：

(1)素。素食對於現代人，最切合實際的莫過於它在健康、美容方面的積極影響。素食對人的心性也具有潛移默化的良好作用。

(2)野。當前，一些營養學家提出「飲食回歸自然」的觀點，提倡人們選擇新鮮、無污染的野菜、野果食用。野生的果蔬含有豐富的維生素和膳食纖維，有的還具有食療作用。

(3)粗。粗糧營養成分多，對人體有益，科學研究證明，玉米、小米、甘薯、蕎麥、高粱等粗雜糧所含有的蛋白質、脂肪、維生素等均高於白米、白麵，而且有保健作用。

(4)雜。所謂吃雜，講究的是營養平衡、合理配膳。什麼都吃，即雜食，食物營養互補，從而獲得全面均衡的營養成分，對人體健康大有益處。

☆細節提示

①如今以馬鈴薯為主的蔬菜和纖維素豐富的食物成了「新寵」。

②野菜可做成各種風味的菜肴，其特殊味道不同於普通蔬菜。

③野果的營養成分很豐富，如桑葚中的維生素含量比常見的水果高幾十倍甚至幾百倍，還含有十八種必需胺基酸、不飽和脂肪酸。桑葚作為中藥還可補益肝腎，滋陰養血。

④吃雜不是想吃什麼就吃什麼、愛吃什麼就吃什麼、隨意偏食，而是什麼都吃。

2 養成飯前喝湯的習慣

★健康一句話

飯前喝湯，減肥又潤腸。

民間流傳「飯前喝湯，勝似藥方」「飯前幾口湯，老來不受傷」的說法，這的確有一定的科學道理。飯前喝湯有以下幾個好處：

(1)滋潤腸道。吃飯前先喝幾口湯，等於給消化道加點「潤滑劑」，使食物能順利下嚥，防止乾硬食物刺激消化道黏膜，從而有益於胃腸對食物的消化和吸收。如果飯前不喝湯，吃飯時也不進湯水，則飯後會因胃液的大量分泌使體液喪失過多而產生口渴感，這時才喝水，反而會沖淡胃酸，影響食物的吸收和消化。

(2)減肥。一般來說，吃飯快的人容易發胖。這是因為大腦的攝食中樞接收「已吃飽」的信號需要一定時間。如果飯前喝一碗湯，則可減少飯量，從而防止發胖。

(3)減少疾病的發生。營養學家認為，吃飯前或吃飯時喝點湯，可以減少食道炎、胃炎的發生。那些常喝湯、豆漿和牛奶的人，消化道也最易保持健康狀態。

☆細節提示

①一頓飯湯不可太多，一小碗即可。

②早餐可適當多喝些湯，這是因為一夜睡眠後，人體水分損失較多，需要補充水分。

3 桶裝「乾淨」水更重要

★健康一句話

在飲用純淨水時一定要重視其中的衛生狀況，防止病從口入。

水是人體必需的物質，體內各種化學反應離不開水，食物中的營養成分也必須溶解於水才能被消化吸收，體內各種代謝廢物及有害產物必須溶於水才能被排泄到體外；水還參與體溫的調節。水也是一種重要的營養成分，在絕食的情況下，只要有水喝，人可以生存幾天至數十天，但如果滴水不進，則只能存活幾日，可見水對我們人體的重要性。

目前，喝桶裝純淨水正在逐漸成為現代都市人生活的一種新時尚，但是人們往往忽略的是：對於純淨水而言，比「純淨」更重要的是乾淨、衛生。

(1)市面上存在著一些不合格的桶裝純淨水，這些假冒偽劣的水必然存在嚴重的衛生問題，並且對人體也會構成很大危害。

(2)除了水的品質外，水桶的衛生問題也是細菌超標的一個主要的原因。正規廠家的優質水桶不僅品質輕，而且堅固、無接縫，透明度也較好。

(3)飲水機的衛生也不容忽視。飲水機如果長時間不清洗或消毒，機內的儲水膽就會滋生和寄生大量的細菌，對人體也構成危害。

(4)桶裝純淨水啟封後應盡快飲用完。否則易滋生細菌。流水不腐，流動著的

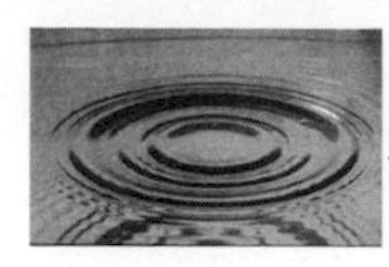

水有一定的自淨作用，最理想的飲用水是符合飲用標準的天然水和自來水。

☆細節提示

①沸騰了很長時間的水，或者是在電熱水瓶中反覆煮沸的水，它們不僅會影響人的胃腸功能，造成腹瀉、腹脹及消化功能紊亂，還可能造成亞硝酸鹽中毒。

②有人習慣把熱水瓶中的剩餘溫開水重新燒開再飲，殊不知這種方法會使水中亞硝酸鹽含量升高，長期飲用會引起亞硝酸鹽中毒。

4 早晨飲涼開水有益

★健康一句話

喝水也要講科學。

經過一夜的睡眠，人體胃和小腸中的食物、廢渣等都該排盡了，此時適當喝水，有助於新的一天對食物的消化吸收。而且清晨飲水還能促進排便暢通，含有足夠水分的糞便，更柔軟易於排出。所以堅持清晨飲水，每天使腸胃得到沖洗清理，糞便就不會瘀積乾結，從而預防便祕。

清晨飲水最好飲涼開水。因為涼開水的輕微刺激可促進胃腸的收縮，而且能減少代謝廢物、脂肪等再次溶解進行吸收。當然，如果身體不適應，也可飲用溫開水。早晨喝涼開水對身體有益，主要表現在：

(1)早晨飲用，具有潤喉、醒腦、防止口臭和便祕等作用。

(2)早晨空腹飲下涼開水後，由於水在胃中停留時間很短，便可迅速進入腸道，被腸黏膜吸收而進入血液循環，將血液稀釋，從而對體內各器官組織產生一種「內洗滌」作用。

(3)早晨喝涼開水，能增強肝臟解毒能力和腎臟的排泄能力，促進人體新陳代謝，增強免疫功能。

☆細節提示

①早晨不宜飲用熱開水，因為熱開水不能暢飲，無法產生沖洗胃腸的作用。

②早晨最好喝20℃左右的涼開水，並且不宜放太久才喝。

③早上起來喝水最好不要喝果汁、可樂、汽水、咖啡等飲料，它們一般都含檸檬酸，在代謝中會加速鈣的排泄，降低血液中鈣的含量，長期飲用會導致缺鈣。

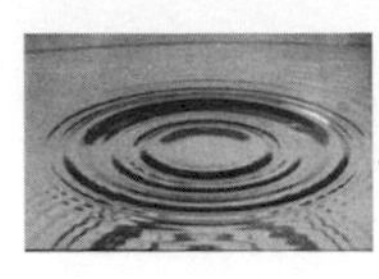

5 老年人的合理飲食

★健康一句話

老年人可以輔助其他方面健康膳食。

研究證實，無論是青年人或是老年人，他們對營養素的需要量相差無幾。但是，隨著年齡的增加，人的臟器功能普遍減弱，對食物的利用率越來越低。如何解決老年人食量少、熱量需要小、其他營養素需要量不變、食物利用率減少這一系列的矛盾呢？

(1)控制熱量的攝入。供給充足的熱量來維持人體的標準體重，但不可過量。在控制熱能攝入量的同時，還應有充足的優質蛋白、鈣、鐵等礦物質和各種維生素。

(2)食物多樣化。使不同的食物所含的營養成分互相補充，發揮更大的生物效用。如魚、肉、乳、蛋是優質蛋白來源，但它們是含膽固醇高的食物，對心血管不利，應多用豆製蛋白、低糖類食品。也要注意酸鹼性食物的多樣化選擇。還應多用含有不飽和脂肪酸的植物油，有條件的應食用一些橄欖油。

(3)烹調加工要適合老年人。食物應易於咀嚼、消化，做到色、香、味俱全，促進食慾。在加工過程中，應注意盡量減少維生素的破壞。膳食應以清淡、可口為準則。不要吃過鹹、口味過重的食物，以避免誘發高血壓。

(4)少吃多餐。少吃多餐可使血糖、血脂在飯前和飯後的變化不大，有利於老年人身體健康。

☆細節提示

①唐代名醫孫思邈在《千金方》中寫道：「養性之道，常欲小勞（做些輕微的勞動），但莫大疲（切勿過度疲勞）及強所不能堪耳（勉強去做力所不及的事）。」

②無論是粗糧、雜糧、薯類，還是蔬菜、水果，都含有豐富的礦物質、維生素和纖維素，水果內還含有果膠，它是可溶性的食物纖維，有利於促進消化道生理功能，有利於脂質代謝，可減少高脂血症和便祕。

③禁食油膩或油炸食物。不食或少食糯米等黏性大而不易消化的食物。

④避免吃刺激性的食物。

⑤少吃粗纖維的蔬菜和堅硬的堅果類，以免損傷牙齒，且避免食物難以消化。

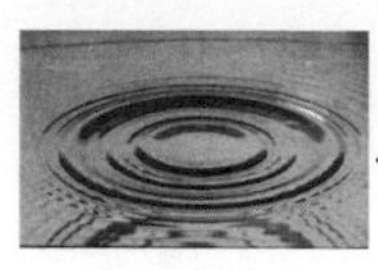

6 有助健康長壽的膳食原則

★健康一句話

合理膳食可以長壽。

有助於老年人健康長壽的膳食原則如下：

(1)蛋白優質。應滿足蛋白質特別是優質蛋白質的供應。優質蛋白質以魚類、禽類、蛋類、牛奶、豆類為佳。

(2)品種多樣。要葷素兼顧，粗細搭配，品種越雜越好。每天的主副食品品種應不少於十種。

(3)少進主食。老年人進食量應比年輕時減少10％～15％，但不能超過20％，減少的部分是主食。

(4)多吃蔬菜。多吃蔬菜對保護心血管和防癌很有好處，每天都應吃不少於二百五十克的蔬菜。

(5)清淡少鹽。鹽吃多了會加重心、腎負擔，容易患高血壓。每日食鹽量應控制在6克以下，同時要少吃醬肉和其他鹹食。

(6)味道香濃。老年人的味覺減退，食慾較差，所以應適當往菜裡多加些蔥、薑、醋等調料，盡量做得香一些，以增加食慾。

(7)細嚼慢嚥。細嚼慢嚥可使食物消化得更好，吃得更香，易產生飽脹感，防止吃得過多。

(8)早餐精細。早餐應佔全天總熱量的30%～40%，品質及營養價值要高一些、精一些，便於提供充足的能量。

(9)晚餐少吃。「飽食即臥，乃生百病」，所以晚餐不僅要少吃點，而且要早點吃。飯後宜稍活動，以促進飲食消化。

(10)飯菜軟爛。食物做得爛一些、細碎一些、軟一些，以利於消化；粗糧細做，便於消化和吸收。

(11)飲食稍熱。中老年人飲食應稍熱一些，在嚴冬更應注意，但也不宜過燙。

(12)隨季而變。老年人的膳食要隨季節變化而有所調整，一般老年人冬季需要適量增加熱量，可以增加主食數量；夏季應該防暑降溫，在日常飲食中可以選擇一些解熱的食物，如綠豆、冬瓜等。

☆細節提示

①老年人冬季晨練後勿食過燙的食物，因為冬季晨練時體內會出現「冷適

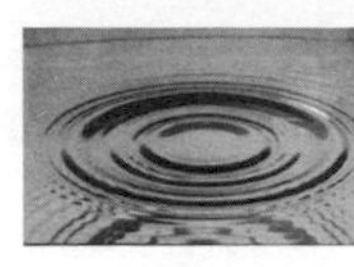

應」狀態，如果立即吞食過燙的食物，消化道中毛細血管不能立即承受熱刺激便會出現調節功能紊亂，甚至發生消化道出血，因此冬季晨練後應先休息一下，喝些溫開水再進食。

②長壽的飲食原則應該以平衡膳食為基礎，結合個人的生活情況、所處的環境和個人的飲食習慣做適當的調整。

7 開水煮飯營養佳

★健康一句話

開水煮米飯維生素流失少。

我們平時所用的自來水都是經過加氯消毒的，若直接用這種水煮飯，水中的氯會大量破壞米中的維生素B1，造成營養損失。如果先燒開水，再將米倒人，水中的氯氣已基本蒸發完，就會減少對維生素B，的破壞。這樣煮出的米飯色、香、味、營養更佳。原因是：

穀類食物中含有豐富的B群維生素，如維生素B1、維生素B2、煙酸等，這是人體從膳食中攝取維生素的重要來源。但B群維生素對高溫的耐受力比較差，冷水反覆淘洗，又經高溫長時間蒸煮，容易使B群維生素大受損失。

☆細節提示

①用電鍋和高壓鍋的話，不方便水米分開，可以用開水煮飯。

②米中含有大量澱粉，這些澱粉顆粒不溶於冷水，開水煮飯則讓米一開始就處於較高溫度的熱水中，有利於澱粉的膨脹、破裂，使它盡快變成糊狀，更容易被人體消化吸收。

8 吃皮蛋宜放薑醋汁

★健康一句話

吃皮蛋加薑醋汁，提味又營養。

吃皮蛋時，最好放點薑醋汁，既改善風味，又提高食用價值，原因有兩個：

(1)皮蛋多用鴨蛋醃製而成，鴨蛋本身有一種水草腥味。醃製皮蛋時，放入了松枝、石灰等，加上蛋白質分解產生出一定的氨氣，這都使皮蛋具有一定的鹼澀味。將薑末和醋調入皮蛋中，鮮薑含的薑辣素、醋中的有機酸，不僅能促進胃液分泌，增強胃腸蠕動，產生促進食慾、幫助消化的作用，而且這些化學成分能除腥，能中和蛋白體中含有的鹼性物質，除掉鹼澀味。

(2)醃製皮蛋時還用了一定的黃丹粉，即氧化鉛，這是一種毒性物質。皮蛋中蛋白質最後分解產生出的硫化氫、氨氣等物質也有一定的毒性。薑醋汁中含有的揮發油和醋酸，具有很好的解毒、殺菌作用。因此，薑醋汁不僅改善了皮蛋的風味，還提高了皮蛋的食用價值。

☆細節提示

①皮蛋中的膽固醇含量較高，因此不宜多吃。

9 鱔魚與藕合吃營養高

★健康一句話

鱔魚中加藕，營養價值增加。

吃鱔魚的時候，最好能加上點藕。這樣營養價值高。這是因為：鱔魚身上有一種黏液，能促進蛋白質的吸收和合成，但是鱔魚屬酸性食品，多吃會在體內產生許多酸性代謝物質，對人體健康造成不良影響。如果吃鱔魚時同吃些藕（藕本身也含有黏液，其中蛋白質很豐富，藕還含有大量食物纖維，屬於鹼性食品），可有效中和鱔魚的酸性，保持人體內環境的酸鹼平衡。

☆細節提示

①鱔魚身上有一種黏液，在清洗鱔魚時，不必把它清洗掉，這種黏液是由黏蛋白和多糖類結合而成的，它不但能促進A、維生素B1、維生素B2和鈣生成。

10鮮魚與豆腐合吃能強身

★健康一句話

鮮魚和豆腐合燉，增加鈣的吸收，能強身健體。

新鮮的活魚味美肉嫩，如果再加上合理烹調，其營養價值是非常高的。如將鯽魚、胖頭魚、白鰱等鮮魚和豆腐一起燉食，其營養價值更高。

鮮魚與豆腐燉食，能夠增加鈣的吸收，可以強身健體。因為魚身上有豐富的維生素D，豆腐鈣含量也很高，但單獨吃豆腐，對鈣的吸收並不強。而與魚同燉同吃，借助魚體內豐富的維生素D，就可以使鈣的吸收率提高。

☆細節提示

①鮮魚燉豆腐味道鮮而不膩，尤其適合孕、產婦和老人。

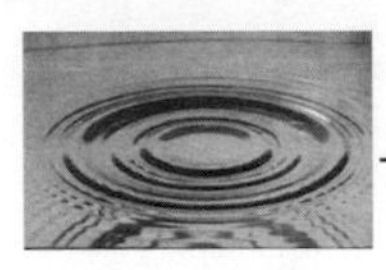

②鮮魚與豆腐合吃可彌補豆腐口味清淡的不足。

11 吃糖的最佳時機

★健康一句話

適當吃些甜食可補充體能、消除疲勞。

許多人喜愛吃糖，吃糖可以給人以甜蜜的感覺，還可以刺激口腔分泌大量唾液，提高血糖含量，給人體帶來能量，使人精神振奮。

在我們日常生活中，吃糖的最佳時機是什麼時候呢？

(1)上午十點和下午四點。接近上午十點和下午四點這兩個時間點時，人體早晨和中午攝入的食物能量被大量消耗，人的體力相應會降低，從而可能會出現頭昏、反應遲鈍，甚至連説話的力氣也沒有等情況，這時吃些甜食可以被血液吸收，迅速補充體能，產生消除疲勞、調整心情、減輕壓力的效果。

(2)洗澡之前。因為人在洗澡過程中，會大量出汗和消耗體力，需要補充水和能量，這時吃糖可防虛脱。

(3)運動之前。運動要消耗熱能，糖比其他食物更能迅速地提高熱量。

(4)疲勞、饑餓時。糖能比其他食物更快地被人體吸收，快速提高血糖水準。

(5)患胃腸道疾病，出現嘔吐、腹瀉時。此時患者消化功能不佳、脫水、營養不足，若吃一些糖或飲用一些加了鹽的糖水，相當於口服補液。

(6)頭暈噁心時。這時吃些糖可以升高血糖、穩定情緒，有利於身體恢復正常。

☆細節提示

①甜品要「適可而止」，不可過多食用。

②糖尿病患者一定要遵循醫生的囑咐，不能隨便吃甜品。

12 健康吃火鍋的六個常識

★健康一句話

「健康」吃火鍋，才不易上火。

寒冷的冬天裡，人們喜歡圍在火鍋周圍，一起吃著火鍋，品著美酒，熱熱鬧鬧，暖暖和和，會感到無限愜意。但有的人在吃火鍋後二～三天，常常會出現諸如咽喉、牙齦腫痛，口腔潰瘍或出血，口唇皰疹，腹脹痛、腹瀉、嘔吐，甚至消化道出血等症狀，此即所謂「火鍋綜合症」。因此，吃火鍋也要講究。

以下是健康吃火鍋的六個常識，一定要掌握喲！

(1)多吃些蔬菜。蔬菜不僅能消除油膩，還能清涼、解毒、清火。

(2)適量吃些豆腐。豆腐含有多種微量元素，而且還可清熱瀉火、除煩止渴。

(3)加些蓮子。蓮子富含多種營養，蓮子心還有清心瀉火的作用。

(4)放點生薑。放點不去皮的生薑，有散火除熱的作用。

(5)調味料要清淡。海鮮醬、辣椒醬等對腸胃刺激大，可選用醬油、麻油等較清淡的佐料，減少「熱氣」。

(6)不要太燙。火鍋雖是「熱菜」，但亦應將食物從湯中夾出後稍放涼一些再吃，否則，過燙的食物會把口腔和食道的黏膜燙傷，易增加口腔和食道發生潰瘍的可能性。

☆細節提示

①火鍋中放入的蔬菜不要久煮，這樣才有清火的作用。

②羊肉肉香味美，營養豐富，但吃羊肉後馬上喝茶卻會對身體有害。

③吃火鍋時應將食物煮熟食用。

④不要食用在金屬鍋具裡過夜的菜。

⑤吃火鍋時不要喝涮鍋湯。

⑥以木炭為火鍋燃料時，要注意室內空氣流通，否則易導致一氧化碳中毒，症狀為頭暈、頭痛、四肢無力、心悸、胸悶、噁心、氣短，嚴重時會出現昏迷、血壓下降。

⑦火鍋鍋具在使用前要反覆清洗，務必將銅繡除盡，否則，易引起銅中毒。銅鏽中毒的症狀為噁心、嘔吐、頭暈、呼吸急促。如發生銅銹中毒，需迅速至醫院治療。

13 馬鈴薯燉牛肉營養高

★健康一句話

馬鈴薯搭配牛肉食用，可以使營養價值互補。

馬鈴薯與牛肉搭配食用，可利用牛肉富含優質蛋白質的優勢，彌補馬鈴薯營養成分的不足；而馬鈴薯則提供了足夠的熱能，不至於耗費牛肉中的蛋白質用於供給熱能。

馬鈴薯在生理上屬於鹼性食物，而牛肉中含酸性元素較多，屬於酸性食物，

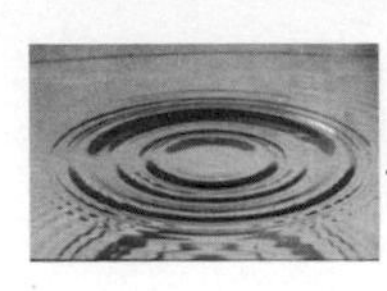

兩者同食，還可以達到體內酸鹼平衡。

馬鈴薯與牛肉同食，能收到其他互相促進的效果，如：牛肉中動物脂肪偏多，但馬鈴薯中鉀含量較豐富，合食則可降低中風的發病率；牛肉含豐富脂肪和蛋白質，若獨食則過於油膩，而馬鈴薯較清淡，若善用兩者合理搭配，可改善其風味。

☆細節提示

①燉馬鈴薯和牛肉時，不宜用太大的火。

②我們的頭髮內儲存著大量的鋅，但不當的飲食會使這些鋅流失，導致頭髮表層角化和乾燥，頭皮細胞脫落，形成頭皮屑。要改善頭皮狀況，可以從牛肉中攝取足夠的鋅。

③牛肉的營養價值僅次於兔肉，含蛋白質較多，且含有人體必需胺基酸，含脂肪和膽固醇較低，因此，特別適合肥胖人食用。

14 高纖維零食好處多

★健康一句話

科學吃零食，健康又關味。

高纖維食物有益成分多，能有效預防癌症。高纖維食品和低脂肪食物有助於預防心臟病。吃高纖維食物不僅可以幫助排出身體裡的有害物質和廢物，還可以減肥，使我們的身體變得更加健康。高纖維的零食主要有：

(1)新鮮水果或果乾，如蘋果、山楂、葡萄乾、杏脯、梅乾等。

(2)高纖維的全麥麵包、全麥蘇打餅是飽腹提神的上佳選擇。

(3)高纖維零食堅果類，如原味焗的果仁和豆類（花生、腰果等），或乾燥的蘋果片等。

(4)高纖維補鈣類物質，如低脂優酪乳。

☆細節提示

①對待零食並不一定是「避之則吉」，只要懂得選擇，配合分量適中的正餐，零食也可以是均衡飲食的一部分。

②水果中的果糖有提神及補充體力的作用，纖維素則有助於腸胃蠕動，排出代謝廢物。

③補充能量最方便的零食，莫過於無餡的麵包及餅乾。

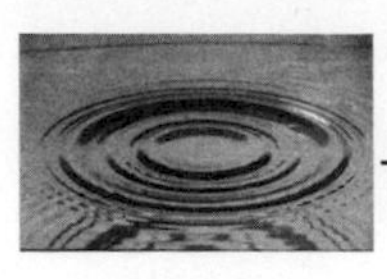

15 肉類燜吃最有營養

★健康一句話

肉類燜煮，維生素流失少。

養素損失的程度不一樣。蛋白質在炸的過程中損失可達8～12％，煮和燜時損失小些。維生素B1在炸的過程中損失45％，煮時為42％，燜為30％；維生素B2在炸、煮的過程中損失18％，燜時為10％。

可見，在烹調過程中，燜製損失營養最少，而煮要比炸好。

☆細節提示

①燒肉如果先放鹽，容易使肉失去水分，體積變小、質地變硬，不容易燒熟，吃起來口味也差。

第五章／把好食物進「口」關——微養生之飲食衛生篇

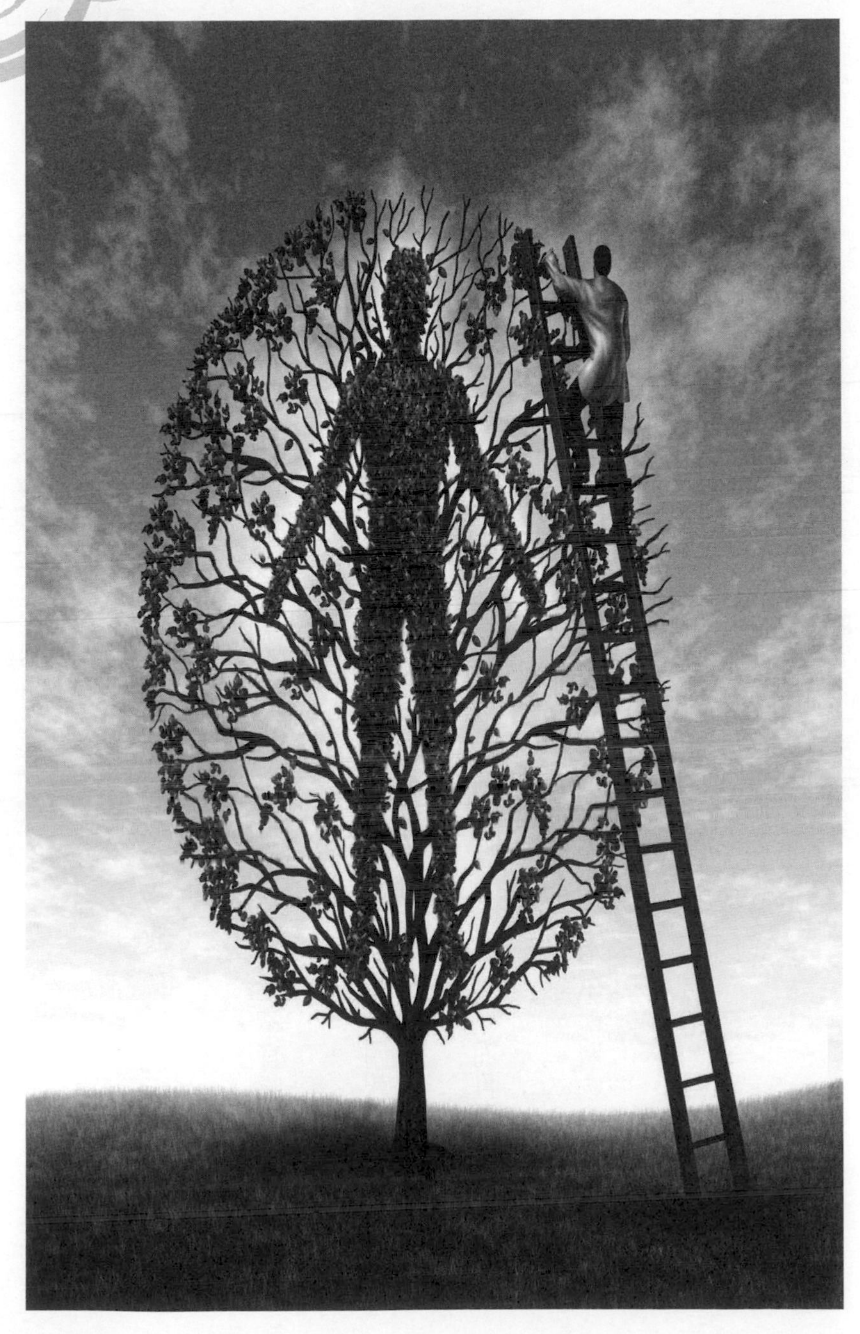

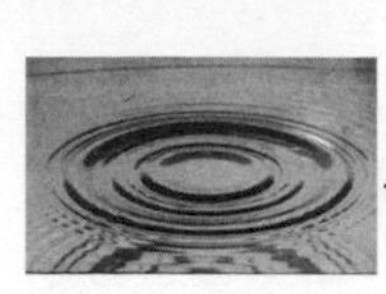
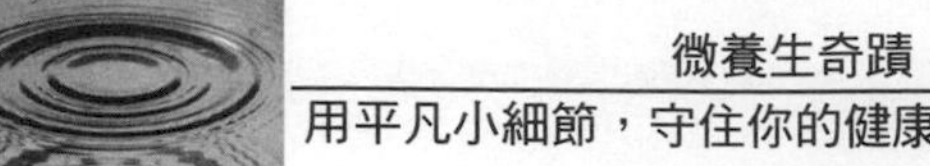

1 戒除飲食衛生壞毛病

★健康一句話

戒除飲食衛生的壞毛病，從日常飲食細節做起。

生活中有些飲食習慣很不衛生，應予戒除。例如：

(1)挖掉水果腐爛部分再吃。水果只要爛了一塊，整個都不宜吃，因為其餘部分已經沾染細菌。

(2)用白紙或報紙包食物。用白紙包食物，食物會被污染。用報紙包食品更不可取，報紙上的油墨對人體健康不利。

(3)用抹布擦桌子。用抹布擦桌子前，應先把抹布洗乾淨，而且每隔三四天抹布要煮沸消毒。

(4)用衛生紙擦碗筷。用衛生紙擦拭碗筷、水果，不但不能將物品擦拭乾淨，反而帶來更多細菌。

(5)用乾毛巾擦拭潔淨餐具、瓜果。乾毛巾常帶有許多病菌，用乾毛巾擦拭洗乾淨的餐具和瓜果，實際上是很不衛生的。

☆細節提示

①吃東西之前認真用肥皂洗淨雙手，才能防止「病從口入」。

2 生水和過期飲料不衛生

★健康一句話

生水和過期飲料危害大，不宜喝。

生水中可能含有一些致病微生物如細菌、病毒、寄生蟲或蟲卵等，此外還可能含有一些對人體有害的化學成分，飲用了這些不衛生的生水後，就容易患病。而經過加熱煮開後的水，致病微生物已被殺死，某些有害化學成分經加熱後分解，對人體致病的可能性就大大降低或消除了。

過期飲料易變質，其中很可能有大量的細菌繁殖，這些細菌產生的有毒、有害產物會致人體中毒，出現頭暈、頭痛、噁心、嘔吐、腹痛、腹瀉、高熱、抽搐等症狀，甚至危及生命，所以過期飲料不能喝。

☆細節提示

①未經煮沸或者未經過濾消毒的水，含有許多對人體有害的細菌、病毒和寄生蟲。喝了這種水，很可能引發胃腸炎、肝炎、痢疾等。兒童尤應注意。

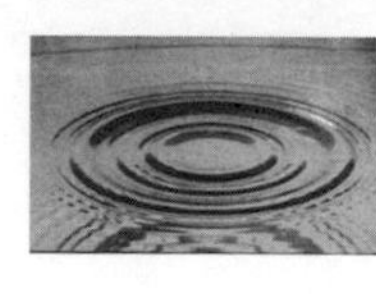

②由於環境惡化，現在的井水、雨水、雪水、冰水甚至某些泉水等天然水都可能有不同程度的污染，所以不宜直接飲用。

③靠近污染源的井水或河水，易遭污染，不宜飲用。

3 魚、禽、畜不宜食的部位

★健康一句話

動物類「生理性有害器官」不宜食用。

魚、禽、畜類的「生理性有害器官」中暗藏諸多病菌及有害物質，不宜誤食。

(1)魚「黑衣」。大多數魚體腹內兩側的黑膜，是魚體內最腥臭、泥味較濃烈的部位，誤食會引起噁心、嘔吐、腹痛等症狀。

(2)蝦「直腸」。食用時應剪開蝦頭部，擠出其中殘留物，去掉直腸。

(3)畜「三腺」。豬、牛、羊等的甲狀腺、腎上腺、病變淋巴結，不宜食用。如雞脖、鴨脖、豬牛羊血、脖等均不宜食用。

(4)禽「尖翅」。雞、鴨、鵝等禽類的尖翅（指屁股上端長尾毛的部位），不宜食用。這些地方是淋巴結集中的地方，淋巴結中的巨噬細胞可吞噬病菌和病毒，即使是致癌物質也能吞噬，但不能分解，會沉積在臀尖內，臀尖是個藏汙納垢的地方，所以不能吃。

(5)雞頭、雞冠。雞在啄食中會吃進有害的重金屬物質，而這些重金屬會隨著時間的推移沉積在雞腦內，人吃了後很可能會引起中毒。

(6)羊「懸筋」。羊「懸筋」一般為串珠狀、圓形，是羊蹄內發生病變的一種病毒組織，食用時必須摘除。

☆細節提示

①兔「臭腺」味極腥臭，食用時若不除去，則會使兔肉難以下嚥。

②雞脖、鴨脖是血管和淋巴結相對集中的地方，盡量不要吃，如果想吃不要帶皮，因為淋巴等一些排毒腺體都集中在頸部的皮下脂肪內。

4 防果蔬農藥中毒

★健康一句話

日常需警惕水果、蔬菜中毒。

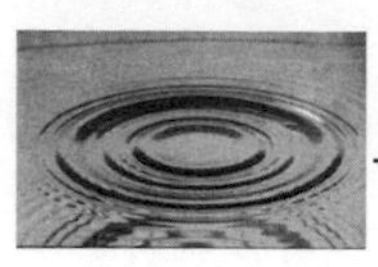

蔬菜中，有的蔬菜特別為害蟲所青睞，可以稱之為「多蟲蔬菜」；有的蔬菜害蟲不大喜歡吃，可以叫作「少蟲蔬菜」。這是由蔬菜的不同成分和氣味的特異性決定的。多蟲蔬菜中，「出名」的有青菜、大白菜、捲心菜、花菜等，少蟲蔬菜有芹菜、胡蘿蔔、洋蔥、大蒜、韭菜、大蔥、香菜等。

多蟲蔬菜由於害蟲多，不得不經常噴藥防治，勢必成為污染重的「多藥蔬菜」；少蟲蔬菜的情況則相反，相對比較安全。為了避免過多攝入農藥，平時應盡可能選吃少蟲蔬菜。

有的人提出，如果菜葉蟲洞多，沒打過農藥，吃這種菜安全。其實，這是靠不住的。因為葉片上的蟲洞隨著葉片的生長而增大，有很多蟲洞只能說明曾經有過蟲害，並不表示沒有施用過農藥。由於化學肥料的施用量大，特別是氮肥（如尿素、硫酸銨等）的施用量過大，會造成蔬菜的硝酸鹽污染比較嚴重。硝酸鹽本身毒性並不大，但隨蔬菜進入胃腸道後會被還原為亞硝酸，亞硝酸再與胃腸道內的次級胺結合形成亞硝酸胺，這是一種致癌物質。

硝酸鹽含量由強到弱的排列大致是：根菜類、薯芋類、綠葉菜類、白菜類、蔥蒜類、豆類、瓜類、茄果類、食用菌類。其規律是蔬菜的根、莖、葉（即營養體）的污染程度遠遠高於花、果、種子（即生殖體），這可能是生物界普遍存在的保護性反應。因此我們應盡可能多吃些瓜、果、豆和食用菌，如黃瓜、番茄、毛豆、香菇等。

當然，最好的辦法是購買有機蔬果、綠色蔬果。

☆細節提示

①一旦有人出現蔬菜農藥殘留超標中毒症狀，中毒者及家人首先應保持鎮靜，並可採取必要的急救措施，如迅速將患者移至通風處，鬆解衣領、褲帶，進行催吐洗胃，必要時應立即將中毒者送入醫院。

②為了消滅蔬菜中的農藥「殺手」，買回蔬菜之後，一定要用清水認真地多沖洗幾次，最好能用水先浸泡二十～三十分鐘。

5 吃捲心菜要切開泡

★健康一句話

吃十字花科蔬菜前，一定要注意清洗。

菜粉蝶對含有芥子油的十字花科蔬菜有趨向性，特別喜歡產卵在十字花科植物葉片上。食用捲心菜屬於十字花科蔬菜，是多蟲蔬菜，被菜粉蝶咬食過的葉片

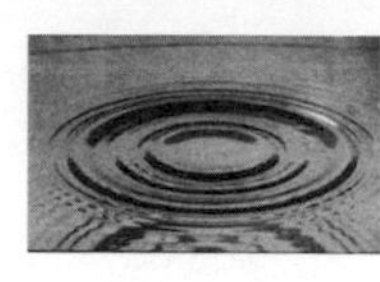

創口易誘發軟腐病。因而，在吃捲心菜時要切開浸泡，具體步驟如下：

將捲心菜切開，在清水中浸泡二十～三十分鐘，用清水沖洗三～六遍，然後泡入淡鹽水中再沖洗一遍，以清除殘附的農藥。

☆細節提示

①捲心菜最外層的菜葉最容易有農藥殘留，清洗前最好將外層菜葉扔掉。

②有明顯藥斑的捲心菜不要購買。

6 潔淨廚具放置要領

★健康一句話

餐具正確擺放，防細菌侵襲。

碗碟、筷筒、刀架的正確擺放方法：

(1)設一個碗碟架，清洗完畢，把碟子豎放，把碗倒扣在架子上，使碗碟很快風乾。

(2)不宜把剛洗過的碗碟朝上疊放在一起。這樣兩個碗碟之間的積水容易滋生細菌。洗碗後用乾抹布把碗擦乾。

(3)選用透氣性良好的不鏽鋼筷筒和刀架，並置於通風處。

(4)在牆上安裝掛鉤，把清洗後的切菜板、鍋、鏟、勺、抹布、洗碗布等掛上，利於晾乾。

☆細節提示

①米湯和淘米水清洗餐具效果好。不但去汙力強，而且不含有害化學物質。

7 不同材質的餐具使用禁忌

★健康一句話

選擇不同材質的餐具需要謹慎。

(1)竹木餐具：易於被微生物污染，使用時應刷洗乾淨。

(2)紙製餐具：不易盛放剛出鍋的食物。

(3)玻璃餐具：有時會「發黴」，可用肥皂等鹼性物質去掉黴點。且不耐高溫，要避免蒸煮或盛放過熱食物。

(4)塑膠餐具：有些不合格產品含有氯乙烯致癌物，長期使用會誘發癌症。

(5)鋁製餐具：應注意不要用飯鏟刮鋁鍋，也不宜用燒鹼等清洗鋁製餐具。不

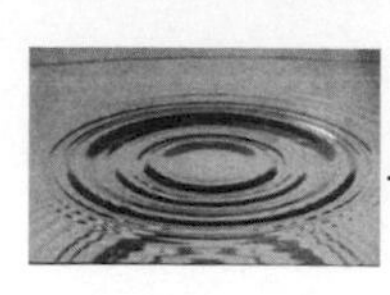

宜用鋁製餐具來久存飯菜和長期盛放含鹽食物，不宜用鋁鍋製作番茄等酸性食品。不宜用鋁鍋在高溫下長時間加工食品。

(6)鐵製餐具：生鏽的鐵製餐具不宜使用，還要注意油類不宜長期放在鐵製器皿內。鐵鍋煮藕會起化學反應，使藕變黑，吃了這樣的藕不僅起不到清熱止渴的作用，反而會引起胃部不適。

(7)銅製餐具：生鏽會產生「銅綠」，可使人噁心、嘔吐，甚至中毒。

(8)陶瓷餐具：大凡帶有豔麗的黃色、紅色、藍色等顏色的陶瓷餐具，顏色中都含有一定比例的鉛。而含鉛量高的陶瓷餐具在接觸到咖啡、啤酒、果汁、牛奶、菜湯等酸性食物時，顏料中的鉛便會一點點溶蝕出來，人體攝入過多的鉛就會損害健康。

☆細節提示

①為了防止鋁製炊具對身體的危害，鑄鋁鍋只能用於蒸食物或儲存乾的食品，熟鋁鍋可用來盛水或蒸食物，煮飯、煮粥可用高壓合金鋁鍋或不鏽鋼鍋。

②塗有油漆的竹木餐具對人體有害。

③購買陶瓷餐具時，應挑選那些潔白無色或色彩簡明且表面透明光滑的。

這些餐具含鉛量少，又經過高溫燒製，使用較安全。

④使用陶瓷鍋具時，不要把鍋底燒紅，以免破裂。

8 節慶就餐七點注意

★健康一句話

節慶時分更要注意食品衛生安全隱患。

節慶時，無論是在家中就餐還是到飯店就餐，都要注意食品衛生安全問題。

(1)選擇放心的就餐環境。外出就餐時，要考慮飯店的就餐環境是否清潔，使用的調味品是否有假冒偽劣、以次充好現象，餐桌、廁所是否提供了完備的消毒設備和用品。購買外賣食品也要選擇衛生安全的。

(2)就餐安全提前考慮。就餐時，要考慮飯店周圍的環境，停車位如何，就餐人多時如果發生意外情況，是否有祕密通道等。

(3)宴請親朋提倡「分餐」。到飯店就餐時，尤其是車站、機場、旅遊場所人員較為密集的餐館就餐時，要選擇有分餐制的，避免交叉感染。在家中宴請親朋好友時，要盡可能準備公用筷、公用勺，用公用餐具給朋友添菜、盛湯。

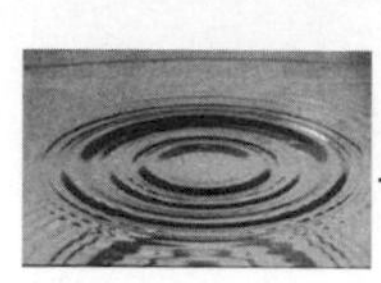

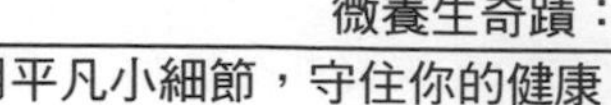

(4)廚具要消毒。如果廚具沒有生熟分類，處理新鮮或冷凍的雞鴨魚肉、海鮮食物後，用具一定要徹底清洗和消毒，然後再加工熟食和其他食物。

(5)飯菜「打包」要生熟「分家」。飯店就餐後把剩餘菜品帶回家時要生熟食品分開存放，生鮮食品魚類、肉類應和其他加工過的熟食分開包裝。回家後，食品應包裝或妥善蓋好後儲存，不要將熱的食物放入冰箱，這樣會使冰箱內溫度升高。

(6)儲存食物防變質。節前，許多人都喜歡大量採購食物，但一定要考慮冰箱的大小、就餐人數和氣溫變化等，以免購買太多而造成食物變質。

(7)不購買過期產品。發現過期產品應向有關部門及時舉報。發現銷售假冒品牌的食品及被污染過的食品等情況，應向有關機構檢舉。

☆細節提示

①在家中或在飯店吃海鮮和燒烤時，要盡量食用加工熟透的，防止把病菌吃進體內。

②準備食物和吃飯前一定要洗手。

③如果懷疑水果和蔬菜上的農藥洗不乾淨，要煮熟、烹調或者削皮後食用。

④就餐時，要注意適度點菜，合理搭配膳食，注重科學消費、健康消費和營養消費。

⑤進餐時，不要隨便吐痰、挖耳朵、掏鼻孔等。

⑥罐裝、瓶裝等包裝好的食物應盡量儲存在乾燥涼爽的地方。

9 旅途飲食衛生問題

★健康一句話

旅途中要時刻注意飲食衛生。

旅行中應注意飲食衛生，防止「病從口入」。旅行中飲食衛生問題主要有以下幾個：

(1)生水不能飲用。

(2)瓜果要洗淨或去皮吃。

(3)慎重對待每一餐，饑不擇食不可行。高中級的飲食店一般可以去，吃大排檔要有選擇，攤位或沿街擺賣的食物應注意衛生。

(4)學會鑒別飲食店衛生是否合格。合格的一般標準應是：有衛生許可證，有

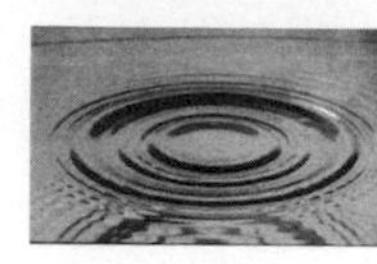

清潔的水源，有消毒設備，食品原料新鮮，無蚊蠅，有防塵設備，周圍環境乾淨，收款人員不直接用手接觸食品。

☆細節提示

①疲勞時可適當多吃一些鹹性食物，如海帶、紫菜，同時 吃些蔬菜、水果、豆製品、乳類和含有豐富蛋白質與維生素的動物肝臟等。

第六章　察言觀色，疾病早知道——微養生之疾病預警篇

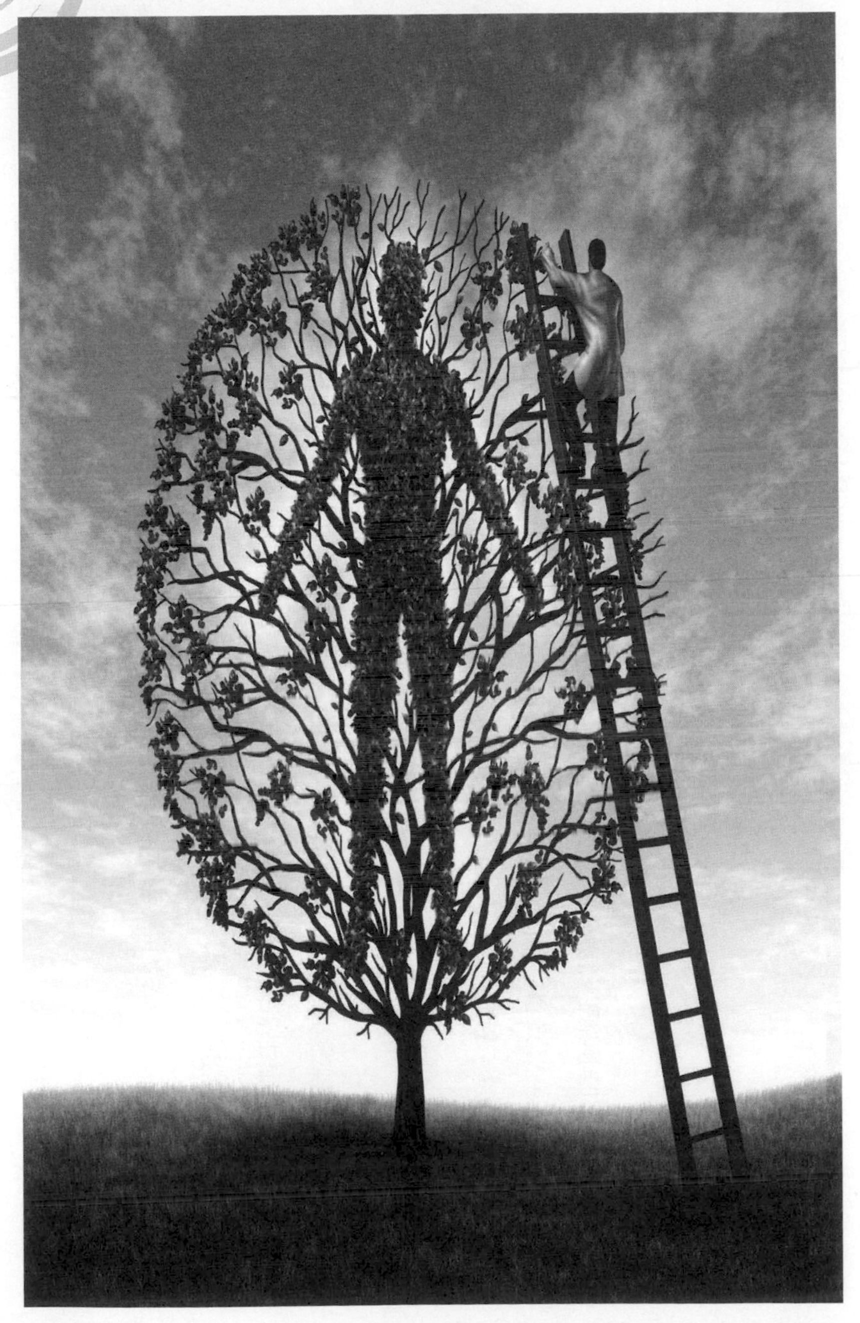

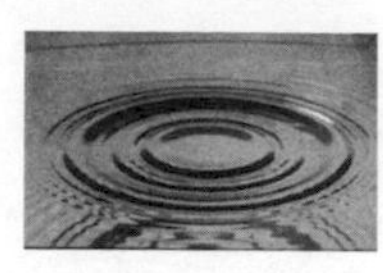

1 肺癌的早期信號

★健康一句話

肺癌有咳嗽、咯血、發熱、聲音嘶啞等早期症狀。

肺癌系發生於支氣管黏膜上皮的惡性腫瘤，亦稱原發性支氣管癌，為目前最常見的惡性腫瘤之一。有以下發病跡象的人群，應高度警惕是否有早期肺癌：

(1)咳嗽。高發年齡（四十歲以上）患者，在咳嗽經治療無效或持續時間較長時，應及早就診，有伴咯血者更應注意。

(2)咯血。這在早期肺癌病例中有特殊性，咯血常出現在病程的早中期，質鮮紅或與泡沫混為一體。出現這種現象的原因是腫瘤表面血管豐富，破裂後易出血。

(3)發熱。這種發熱一般在38℃左右，早期經抗感染治療易退熱。

(4)胸悶、胸痛。通常有不定時的胸悶、壓迫感或鈍痛。周圍型肺癌患者以胸痛、背痛、肩痛、上肢痛、肋間神經痛等為首發症狀。

(5)氣急。有的患者因大支氣管受阻而出現氣急、胸悶。

(6)聲音嘶啞。這是肺癌最重要的一個早期特徵。

☆細節提示

①肺癌的早期症狀如咳嗽、胸痛、咯血等，均缺乏特徵性，而聲音嘶啞則有一定的特異性。

②如果腫瘤生長在支氣管，可在疾病的早期出現咳嗽、痰中帶血、胸悶等症狀。

③如果肺癌發生在肺臟的周邊，靠近胸膜，則會在較早期引起胸痛、胸悶等不適症狀。

④如果肺癌發生的部位是肺的實質部位，遠離支氣管和胸膜，往往在腫瘤出現轉移或局部產生壓迫時才會出現症狀。

2 食道癌的預警症狀

★健康一句話

食道癌的早期症狀是：咽喉、胸、食道有不適、疼痛的感覺。

食道癌是發病率很高的惡性腫瘤疾病，很多人對食道癌的預防不瞭解，等被查出食道癌時往往已經到了中晚期。因此，我們一定要瞭解食道癌在發病之初的症狀，如果出現以下症狀要引起警惕：

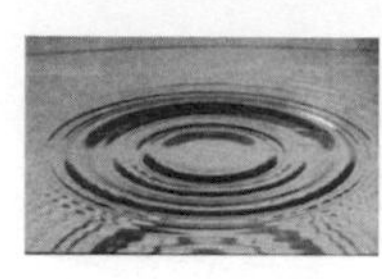

(1)吞嚥食物時有哽噎感。進食時會出現吞嚥不適或吞嚥不順的感覺。
(2)食道內有異物感。感覺食道內有異物，吞嚥不下。
(3)食物通過緩慢並有停留感。食物下嚥困難並有停留的感覺。
(4)咽喉部有乾燥感和緊迫感。下嚥食物不順，有輕微疼痛。
(5)胸骨後有悶脹不適感。能感到胸部不適的部位，難以描述不適的感覺。
(6)胸骨後疼痛。在胸骨後有輕微疼痛，且能感覺疼痛部位。
(7)劍突（心口）下疼痛。自感劍突下為燒灼樣刺痛，疼痛輕重不等。

☆細節提示

①食道癌的這些信號，可單獨出現，也可同時出現。
②進乾食時劍突下疼痛較為明顯，但並不是每次都會發生。

3 病毒性肝炎的預警徵兆

★健康一句話

病毒性肝炎早期會在面、掌、周身有病變跡象。

病毒性肝炎是由肝炎病毒所致的疾病，具有傳染性，主要累及肝臟，其早期

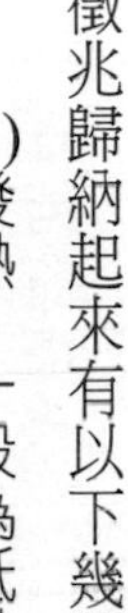

徵兆歸納起來有以下幾條：

(1)發熱。一般為低熱，下午比上午明顯。

(2)疲勞無力。兩腿有沉重感，總想睡覺。

(3)食慾減退。勉強進食後，腹部飽脹感明顯。

(4)上腹部疼痛。以夜間為主的絞痛明顯。

(5)黃疸。鞏膜、周身皮膚發黃，尿呈深黃。

(6)蜘蛛痣。面部、頸部、手背、前胸有蜘蛛痣。

(7)肝掌。病人手掌上出現紅色斑點、斑塊，指根部更為明顯。

(8)肝臭。肝臭味是血腥味與蘋果芳香味的混合。

(9)出血傾向。常為皮下、牙齦、鼻孔出血，大便帶血。

☆細節提示

①肝臭患者自己往往不能察覺，但與其接觸者可以嗅到。

②病毒性肝炎病程一般為二～四個月，大多數能順利恢復，少數病情遷延轉為慢性，極少數呈重症。

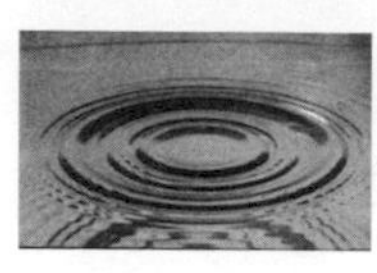

4 B型肝炎的主要症狀

★健康一句話

B型肝炎的症狀分常見性症狀和特殊性症狀。

B型肝炎簡稱「B肝」，是病毒性肝炎中較常見的一種，以腹脹、納差、大便稀或乾結等消化道症狀為主要特徵。有些特殊的B肝，還有以下症狀：

(1)心慌。心跳加快，自覺症狀以心慌或心前區疼痛為多。

(2)腰痛。少數B肝患者表現雙側腰部隱痛，有的以右側為主。

(3)關節痠痛。肝臟病理變化使血液中白蛋白減少，內滲出濃較多，使關節腫脹、痠痛。

(4)皮疹。B肝皮疹多見軀幹部位散在性出現大小不等的皮膚損害，可有瘙癢和色素沉著。

(5)咳嗽。少數患者在早期以呼吸道感染咳嗽為症狀，甚至表現為典型的病毒性肺炎。

上述特殊症狀的出現，會隨B肝病情好轉而自癒。

☆細節提示

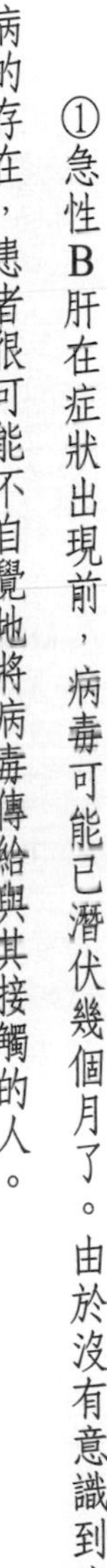

①急性B肝在症狀出現前，病毒可能已潛伏幾個月了。由於沒有意識到疾病的存在，患者很可能不自覺地將病毒傳給與其接觸的人。

②慢性B肝是一種較常見的慢性疾病，感染者可能完全沒有症狀，但這種疾病很可能導致肝硬化和肝癌。

③無症狀B肝病毒攜帶者應定期進行肝功能、肝臟超音波檢查，密切注視肝功能和B肝病毒的變化。

5 肝硬化的早期徵象

★健康一句話

肝硬化的徵兆有出血、腹瀉、水腫等。

肝硬化是臨床常見的慢性進行性肝病，由一種或多種病因長期或反覆作用而形成彌漫性肝損害。肝硬化大多起病隱匿，病程較長，而且由於肝細胞有很強的代償功能，故在硬化的早期甚至更長的時間裡，沒有明顯的症狀，而到失代償以後症狀才明朗化，早期主要症狀有：

(1)慢性出血。表現為反覆的鼻腔、牙齦、皮下出血。

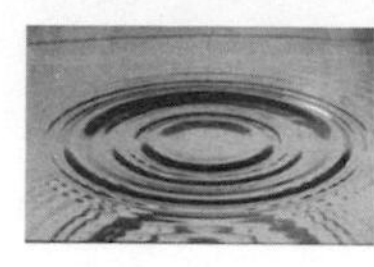

(2)上消化道出血。表現為嘔血和黑便。
(3)輸液後腹水、水腫。輸液過後發生腹水和水腫，並且食慾減退。
(4)慢性膽囊炎、膽結石。表現為右上腹不適、反覆黃疸、消化不良、低熱等。
(5)慣性腹瀉。特別是在食用了脂肪性食物之後腹瀉加重。
(6)雌激素增加出現的症狀。常見的有面部局部發紅，上身出現蜘蛛痣，皮膚黑色素沉著，男性陽痿，女性月經不調等。

上述幾項症狀同時出現時，應警惕是否為隱匿性肝硬化的言號，及時去醫院做超音波檢查。

☆細節提示

①當發現食慾減退、節律性上腹部疼痛、便血等潰瘍症狀，或透過儀器檢查出有消化道潰瘍的時候，定要注意是否有肝硬化。

6 肝癌的報警信號

★健康一句話

肝癌的早期症狀為肝區、消化道不適或疼痛。

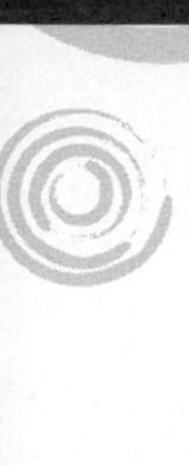

肝癌在比較常見，而且死亡率非常高，在惡性腫瘤死亡順位中僅次於胃癌、食道癌，居第三位；在部分地區的農村中則佔第二位，僅次於胃癌。因此，一定要瞭解肝癌的早期症狀，警惕肝癌的發生。肝癌的早期症狀除了有肝區疼痛不適外，還主要表現在：

(1)胸腹飽脹，食後飽脹加劇加重，胃區不適，或胃區隱痛。

(2)臍部隱痛，大便溏血，或大便次數增多。

(3)右上腹不適，有時進食油膩後加重。

(4)有黃疸時，小便發黃，甚至呈赤紅色，眼白見黃。

(5)有腹水時，腹脹，尿少，尿短，大便次數增多。

(6)有消化道出血時，大便呈黑色柏油狀，甚或嘔血。

(7)有血糖降低時，出現陣發性多汗、昏迷。

(8)有肝昏迷時，出現狂躁、昏迷、抽搐等。

☆細節提示

①有肝硬化史的患者，如症狀突然加劇，應注意就醫檢查。

②有腫瘤的家族史，尤其是有肝癌的近親家族史者，易患肝癌。

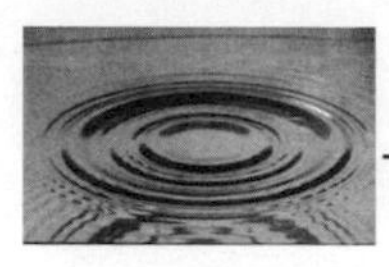

③肝癌早期症狀的及時發現和對症治療，是提高肝癌療效的關鍵和前提。

7 心肺衰竭的症狀

★健康一句話

心肺衰竭的早期症狀表現為呼吸困難、失眠等。

心肺衰竭是一種較為常見的心臟疾病，簡稱心衰，它有時潛藏得很深，症狀不明顯，不易被發現。很多專家表示，如果能早期發現隱性心衰並及時做預防處理，有可能防止嚴重心衰的發生。心衰多發生於老年人，其症狀主要有以下幾點：

(1)勞動或上樓時，發生呼吸困難。
(2)睡眠時突然呼吸困難，坐起時又有好轉。
(3)失眠、疲乏、食慾不振。
(4)下肢水腫，尿量減少。
(5)未患感冒卻有咳感、痰多，心慌、憋氣。
(6)病情加重時，四肢抽搐，呼吸暫停，發紺。但發作停止後，又馬上恢復正常。或見血壓下降，心率加快，面色蒼白，皮膚濕冷，煩躁不安，痰多。

☆細節提示

①心肺衰竭發作時不能亂動，可取半臥位或坐位，以減輕呼吸困難。如出汗多時，要注意保暖，應及時供氧。

②冠心病或肺心病患者出現倦怠無力、反應遲鈍、表情淡漠或煩躁不安，失眠或嗜睡，睡中常憋醒，是心衰造成組織供血不足出現的症狀。

③控制血壓、血脂、血糖並且戒菸，這樣才能減少冠心病和高血壓的發生，從而減少心衰的危險性。

8 一般性心臟病的預警先兆

★健康一句話

心臟病的先兆主要表現為耳鳴、打鼾、肩痛等。

俗話講：「無病早防，防患於未然；有病早治，亡羊補牢未為晚。」心臟的防病與治療關鍵是「早」。那麼如何在早期發現心臟病呢？那就是察言觀色，注意觀察這些先兆症狀，做到早發現、早治療。

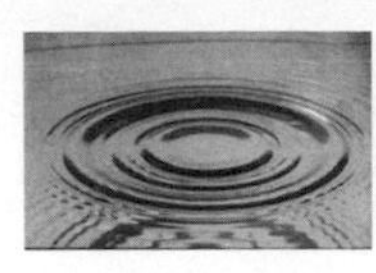

(1)耳鳴。心臟病患者大都不同程度地出現耳鳴。

(2)打鼾。如果長期持續打鼾，就要留心心血管方面的疾病。

(3)肩痛。尤其發生在左肩、左手臂，呈陣發性痠痛，與氣候無關。

(4)胸痛。多在勞動或者運動之後，發於胸骨後，常放射至左肩、左臂。

(5)呼吸困難。心臟病患者胸悶、呼吸困難經常發生在夜間。

(6)水腫。心臟負荷過重會導致遠端血管充血性水腫。

(7)頻頻脫髮。研究發現，頻頻脫髮可能與患心臟病有關。

☆細節提示

①四十五歲以上的中年人如果一週內頻繁出現耳鳴，應及時去醫院檢查。

②當你感覺難以深呼吸的時候，你也許會以為是你的肺出問題了，但這也可能是由於心臟虛弱而導致血液裡氧過少而造成的。

③如果第一天發現脖子有點痛，到了第二天脖子就不痛了，可到了第三天耳朵或者下巴又開始疼痛，這很可能是心臟動脈出了問題。

9 心臟腫瘤的預警信號

★健康一句話

雖然心臟腫瘤的發生率較低，也應瞭解其早期預警信號。

心肌細胞從人出生後不再分裂繁殖，所以心肌細胞很難出現癌變，同時心臟中血流極快，也使得癌症很難轉移到心臟上。雖然罕見，但是心臟腫瘤還是存在的。

心臟腫瘤常見的表現有：左、右心衰和心臟雜音，心律不整和由此而導致的暈厥或驟死，無明顯誘因的持續胸痛，溶血性貧血和血小板減少，此外還有困乏、發熱等全身症狀。

為盡早做出診斷，凡有以下臨床線索存在者，均應進行超音波及CT檢查（斷層）：

(1)無明顯原因的嚴重進行性心衰。
(2)無症狀性血性心包積液。
(3)多變的心律不整及暈厥。
(4)類似感染性心內膜炎的栓塞現象。

(5)症狀重、體徵及X光線改變較明顯。

☆細節提示

①心臟腫瘤多為良性，但心臟於人體的意義十分重要，還是應當盡快手術治療。

②心臟為什麼會少見癌症？這是由於心臟組織結構的特殊性及癌症的特性。心肌細胞從人出生後不再分裂繁殖，所以心肌細胞很難出現癌變，同時心臟中血流極快，使得癌細胞很難轉移到心臟上。

10 無痛性心肌梗塞的早期症狀

★健康一句話

老年人發生心肌梗塞時大多數無痛感。

無痛性心肌梗塞是中老年人死亡的主要原因之一。無痛性心肌梗塞的病人常有以下表現：

(1)突然腹痛、反覆嘔吐，虛弱、面色蒼白、精神萎靡、脈搏微弱。

(2)突然面色蒼白、出冷汗、口唇蒼白或青紫，脈搏極微弱，呈瀕死狀態。

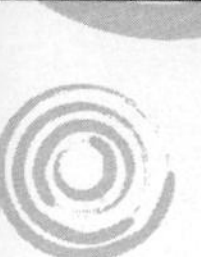

(3)突然出現心悸、胸悶、說不出話，脈搏極弱。

(4)突然出現氣急、不能平睡，咳大量泡沫狀痰，或者粉紅色痰。

(5)突然出現意識障礙、暈厥、抽搐、偏癱等腦循環障礙症狀。

(6)突然精神錯亂、煩躁不安。

(7)突然心慌、心律不整，伴噁心、嘔吐。

(8)在慢性支氣管炎感染的基礎上，突然胸悶、氣短、憋氣加重，與肺部體徵不符合。

☆細節提示

①無痛性心肌梗塞很難防範，應注意經常檢查。

②凡四十歲以上突然發生心肺衰竭，或慢性心肺衰竭在原 的基礎上突然加重，而不能以其他原因解釋者，要及時做心電圖。

11 各類腎炎的預警先兆

★健康一句話

水腫、少尿是腎炎患者早期的普遍症狀。

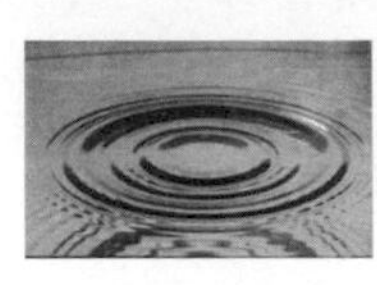

常見的腎炎有：急性腎小球腎炎、慢性腎小球腎炎、急性間質性腎炎、慢性間質性腎炎、B型肝炎相關性腎小球腎炎、特發性急性腎小管間質性腎炎等。各類腎炎的早期症狀有：

(1)面部水腫。水腫先自頜面開始，而後波及下肢，嚴重時睜眼、閉眼、控拳走路均有眼瞼、手掌和足部的腫脹感。

(2)少尿。個別患者甚至無尿。另有約1/3的患者會出現血尿，同時伴有噁心、乏力、食慾減退等症狀。

(3)急性腎炎患者在發病前1～3週還常有如急性咽喉炎、扁桃體炎、牙齦膿腫、猩紅熱、水痘、麻疹、皮膚膿瘡等。

(4)血壓升高也是各類腎炎的通症之一。

☆細節提示

①面部水腫很可能是腎炎所致。

②腎炎患者應避免接觸腎毒性藥物。

③腎炎患者應採取合理的飲食及健康的生活方式，如戒菸、適量運動和控制情緒等。

④腎炎急性期應臥床休息，症狀好轉後再慢慢增加活動量。

12 糖尿病的預警信號

★健康一句話

糖尿病具有遺傳性，還有陽痿、口乾等徵兆。

糖尿病的典型症狀是口渴多飲、小便頻多、饑餓多食和消瘦，即所謂的「三多一少」。但許多糖尿病患者，特別是早期患者，「三多一少」的症狀並不明顯，此時就應注意一些可疑的信號，以便及早發現疾病，及早治療。

(1)全身皮膚乾燥、奇癢，特別是女性外陰極其瘙癢。

(2)菱形舌炎，即舌的中央舌乳頭萎縮。表現為局部無舌苔覆蓋的菱形缺損。

(3)性功能障礙。女性表現為月經紊亂，性欲低；男性表現為不同程度的陽痿，並呈進行性加重。

(4)易生癤子，創傷不易收口。

(5)周圍性神經炎。表現為肩膀、手足麻木，身體有灼熱感和蟻走感（有此症狀者佔糖尿病患者的45％左右）。

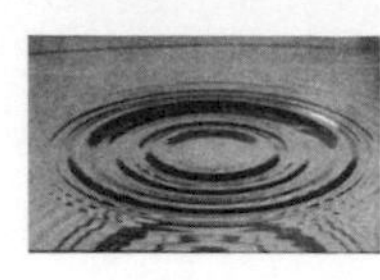

(6)眼部有視力下降、白內障、瞳孔變小或近視等病變。

(7)排尿困難。多由膀胱括約肌功能障礙所致，易併發尿路感染。

(8)分娩體重超過四公斤的巨嬰，並有不明原因的多次流產病史。

☆細節提示

①高齡者應定期做血糖檢查。

②常發生低血糖的人易患糖尿病。

③身體肥胖和患有高血壓、動脈硬化、高脂血症、冠心病的人易患糖尿病。

④患有白內障、青光眼等眼疾者，需警惕糖尿病。

⑤糖尿病患者併發肺結核的機率比正常人要高出3～5倍。

13 甲狀腺功能亢進症的前期徵象

★健康一句話

甲亢不容忽視，嚴重甲亢可導致不育。

甲狀腺功能亢進症，簡稱甲亢（甲狀腺功能亢進症），系甲狀腺激素分泌過多所致的常見內分泌疾病。如發現以下幾種徵象，則很可能患有甲亢：

(1)食慾亢進而體重減輕，怕熱，出汗，低熱。

(2)情緒不穩，煩躁不安，心悸，氣急，心動過速，陣發性心房纖維性顫動，收縮期血壓增高，聲音亢進，手抖。

(3)大便次數增多，月經紊亂，不育。

(4)甲狀腺腫大並可在局部聽到血管雜音。

(5)突眼，目光凝視。有些患者伴有眼球充血、怕光、流淚、水腫或眼肌麻痹。

☆細節提示

①多食海帶等含碘食物有利於預防甲亢的發生。

②甲亢患者在沒有得到有效的治療時不宜懷孕。

③發現患有甲亢時，一定要積極治療，以免造成更嚴重的後果。

14 腦血管病的預警徵兆

★健康一句話

腦血管病多為突發，經常檢查才能有效預防。

每種疾病都有一些前兆，這些前兆是疾病的警鐘，一旦出現就要多加注意，

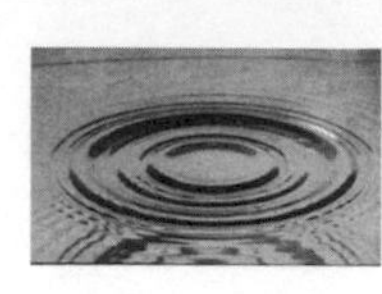

及時去醫院檢查，及時治療可以有效地防止疾病的加重。腦血管病的徵兆有：

(1)突然感到眩暈，站立不穩，甚至暈倒在地。

(2)突然感到一側肢體麻木無力，或一側臉部、手、足、舌、唇麻木，嘴歪，上、下肢活動受限。

(3)突然講話含糊不清，甚至不能講話，但能聽到別人講話。

(4)突然變得終日昏沉欲睡，無法自制，處於一種嗜睡狀態。

(5)突然出現性格、思維、智力、行為的變化。

(6)突然出現短陣視物模糊、單眼失明，稍後視力恢復。

(7)突然頭痛，或伴有噁心、嘔吐、頭昏、眼黑，甚至鼻出血、眼結膜出血、視網膜出血等。

以上1～6項可視為腦血管梗塞的發病徵兆，第7項可視為腦血管破裂出血的徵兆。

☆細節提示

①腦血管病患者要限制攝入總熱量，控制體重在標準或接近標準體重範圍內。

②減少飽和脂肪酸和膽固醇攝入量，盡量少吃或不吃含飽和脂肪酸高的肥肉、動物油及動物內臟。

③多吃富含膳食纖維的食物，盡量少吃蔗糖、蜂蜜、水果糖、糕點等。

④定時定量，少吃多餐。

⑤常吃洋蔥、大蒜、蘆筍、胡蘿蔔、茄子等可防治腦血管疾病。

15 腦血栓的早期信號

★健康一句話

發病早期的檢測對腦血栓患者極其重要。

在腦動脈粥樣硬化和斑塊形成的基礎上，在血流緩慢、血壓偏低的條件下，血液的有形成分附著在動脈的內膜形成血栓，稱為腦血栓。以下六種異常表現為產生腦血栓的重要信號：

(1)手足麻木或軟弱無力，手中拿東西忽然落地。

(2)突然出現短暫性的雙目失明或視物模糊。

(3)忽然失語，或吐字不清，或說話困難，但卻「心裡明白」，意識清楚，而且很快會恢復正常，不留任何痕跡。

(4)時常頭暈，有時甚至突然暈倒在地，但又能迅速清醒過來。

(5)原因不明的智力減退，注意力不易集中，思考問題感到費力，工作效率降低。

(6)透過查眼底發現眼底小動脈硬化，或者腦血流圖發現有供血不足的改變，則近期更可能發生腦血栓。

☆細節提示

①出現腦血栓早期症狀時千萬不要疏忽大意，應慎重對待，但也不必驚慌。應立即請神經內科醫生診治，馬上休息，停止工作，保持居住環境的安靜，遵醫囑用藥。

②腦血栓需要用擴張血管藥物，促使血流暢通。

③偏癱為腦血栓的主要表現。多發生於五十歲以後，男性患者略多於女性。

16 動脈硬化的早期徵兆

★健康一句話

記憶力衰退，可能是動脈硬化的前奏。

動脈硬化是動脈的一種非炎症性病變，可使動脈管壁增厚、變硬，失去彈性、管腔狹窄。動脈硬化的表現主要取決於血管病變及受累器官的缺血程度。對於早期的動脈硬化患者，主要有以下徵兆：

(1)記憶力衰退。尤其是對人名、地名、數字、日期忘得快，有時想做的事一轉身即忘了。

(2)頭暈頭痛。這種暈痛時輕時重，但常有發作。

(3)手指哆嗦。在拿筷子或拿筆時，會發現手指輕微哆嗦，這是動脈硬化的典型症狀之一。

(4)性格變化。遇事易激動，情緒不穩定，喜怒無常，説話顛三倒四，語無倫次。

(5)有蟻行感。行動緩慢，思維反應遲鈍。

(6)耳部異常。耳朵是人體的重要感覺器官，年老或受飲酒等刺激，會引起耳鳴、耳聾、眩暈等症狀。

☆細節提示

①耳垂皺紋不僅與冠心病有關係，而且與動脈硬化也有關。

②動脈硬化是隨著年齡增長而出現的血管疾病，其規律通常是在青少年時期發生，至中老年時期加重、發病。男性患者較女性患者多。

③動脈硬化患者在合理膳食、適量運動的基礎上，血脂仍高於正常時，可用降脂藥。

17 中風的報警信號

★健康一句話

要警惕鼻出血、哈欠連連等中風的信號。

中風是老年人常見的一種危險性疾病，給老年人的健康帶來了極大的危害。中風前兆主要表現在以下七個方面：

(1)出現短暫性腦缺血發作，也稱為小中風。主要表現為短時間的偏癱或某一肢體癱瘓。這種症狀往往在經過幾分鐘，最長不過二十四小時之後就自行消失，肢體功能完全恢復正常。在發生小中風三～五年之後，大約有半數以上的人可能患缺血性中風。

(2)短暫性黑蒙。發作時患者突感眼前一片漆黑，持續時間很短。有時伴有噁心嘔吐、眩暈或意識障礙的發生。

(3)一過性視覺功能障礙。突然感到看東西模糊不清或眼前的景物有缺失而不完整，這種表現叫作「視野缺損」，持續時間約一小時。

(4)哈欠不斷。感覺有困意不斷襲來，這也是中風的重要預兆。

(5)「刮鬍症」。這種症狀多發生在患者刮鬍時。當患者手拿刮鬍刀，頭轉向一側時突然感到手及手臂無力，剃刀落地，有時還發生說話不清。一般一～二分鐘恢復正常。

(6)老年人血壓波動劇烈或激增，頭痛、頭暈、耳鳴加重，精神緊張或神疲嗜睡。

(7)鼻出血。老年人發生鼻出血，有50％的可能是中風的早期信號。

出現以上症狀時，千萬不可麻痹大意，一定要注意休息，積極診斷治療，以免引起中風。

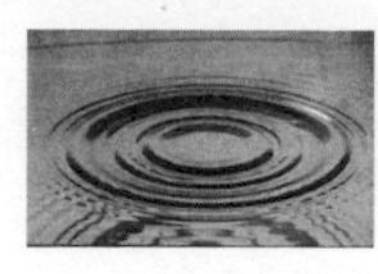

☆細節提示

①高血壓患者出現眩暈，很可能會發生中風。

②中風發病前5～10天，多有頻繁打哈欠的表現。

③中風的發生是由於老年人的心血管功能逐漸減退，從臥位直接改變成站立位，易引起體位性低血壓。正確的作法是：醒後靜躺三分鐘左右，然後從床上坐起，靜坐三分鐘左右，再從床上移到床下，站立三分鐘左右，然後才能進行其他活動。

④吸菸對人體多個系統有影響，如引起咳嗽、血管收縮等。飲酒能引起血壓升高、心率加快。這些都易引發中風。

⑤老年人要養成晨起大便的習慣，建立良好的排便反射。由於老年人腸蠕動減緩，若無好的排便習慣，常易便祕。這樣，大便時勢必用力，使血壓升高，這就易於誘發中風。

第七章／三分病，七分養——微養生之疾病護理篇

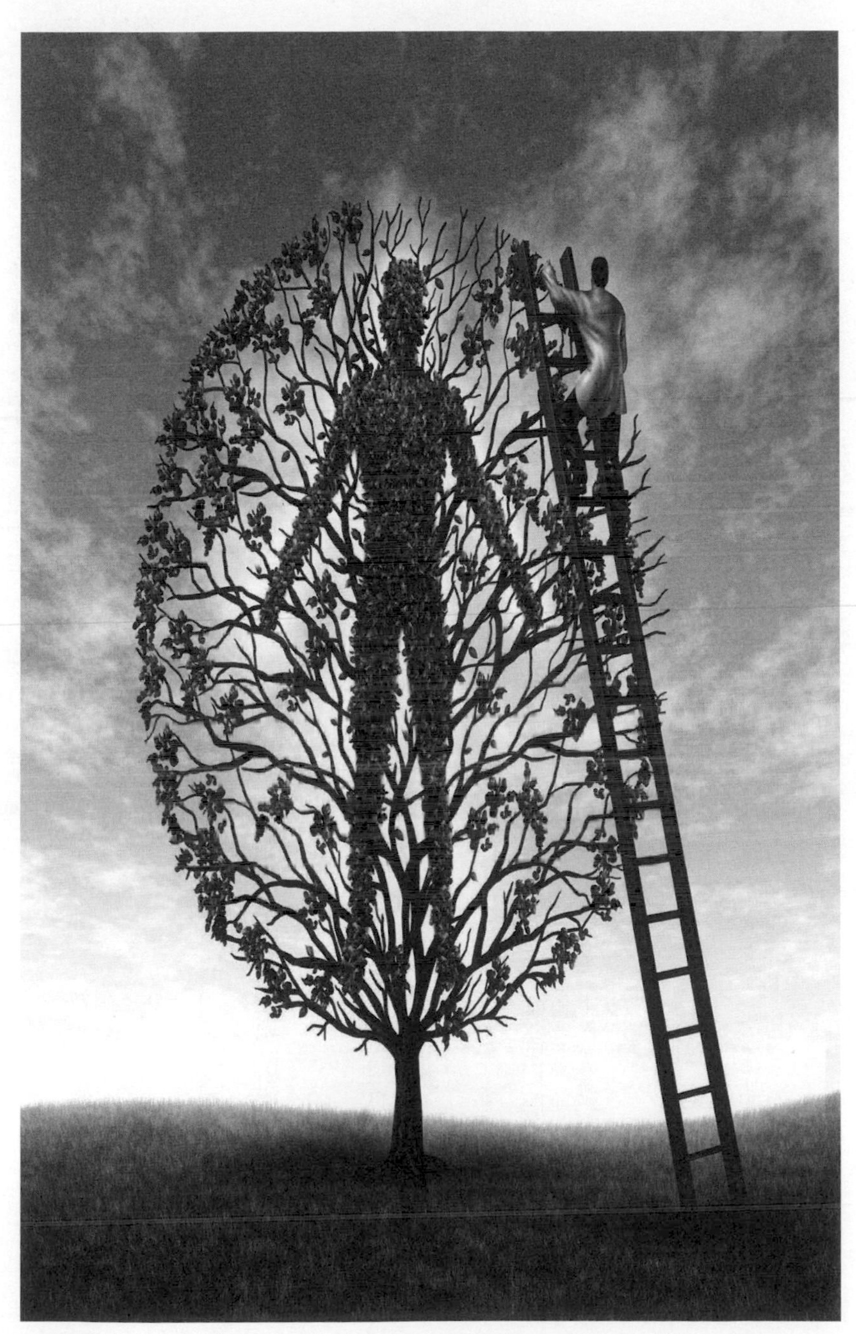

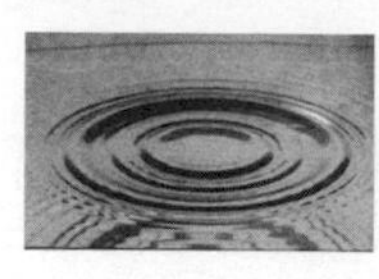

1 咳嗽的綜合護理

★健康一句話

咳嗽的護理要綜合、科學進行。

咳嗽容易把氣管病變擴散到鄰近的小支氣管，使病情加重。而且，持久劇烈的咳嗽會影響休息，還易消耗體力，並可引起肺泡壁彈性組織的破壞，誘發肺氣腫。

(1)要保持室內空氣新鮮，溫、濕度適宜，避免乾燥，室內禁止吸菸或有異味。

(2)忌吃辛辣、刺激的食物，忌吃過鹹或過甜的食物，適量地飲水。

(3)刺激性咳嗽可用複方甘草合劑，每次10ＣＣ，每日三次。乾咳頻繁影響休息，可用噴托維林25毫克或可待因15～30毫克，每日三次或睡前口服。

(4)民間驗方：梨一枚，切開去核，放入貝母30克，合上，入鍋蒸熟，分次服用。早晚各一次，效果甚好。

☆細節提示

①中醫治療時，風寒咳嗽宜疏散風寒，風熱咳嗽宜疏風清熱，溫燥咳嗽宜潤燥化痰，要辨證施治，對症下藥。

2 發熱的科學養護

★健康一句話

發熱患者要進行增加營養、降溫等護理。

(1)休息。發熱患者均應保證充分的休息。

(2)加強營養。發熱患者熱能代謝快，應注意加強營養。

(3)補充水分。發熱患者熱量消耗大，水分丟失多，應鼓勵患者多飲水。

(4)按時測體溫。一般發熱患者每日測四次體溫。高熱者，每四小時測量一次。

(5)藥物降溫。經物理降溫體溫不退者，應按醫囑服用退熱藥。

(6)保持口腔清潔。發熱患者多有口腔黏膜乾燥，應在晨起、睡前、飯後漱口。

(7)做好皮膚護理。長期發熱臥床不起的患者，應經常按摩受壓部位。

☆細節提示

①體溫在39℃以上者，可先給予物理降溫。

②幾乎所有的感染性疾病都能引起發熱，如感冒、愛滋病、瘧疾、流行性腦脊髓膜炎等；腫瘤也可引起發熱，尤其是晚期腫瘤，更會出現發熱症狀；自身免疫性疾病也會引起發熱，如紅斑狼瘡等。因此，一定要知道引起發熱的原

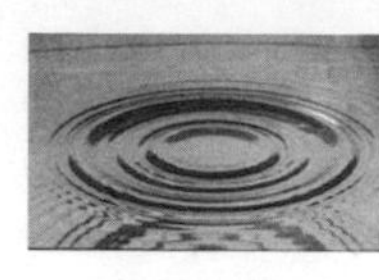

發病，不能盲目單純降溫。

3 腹瀉的全面調護

★健康一句話

腹瀉患者要進行藥物、飲食的護理及肛門護理。

腹瀉的患者，除了要多休息外，還要進行如下護理：

(1)藥物治療及護理。首先應盡力查清腹瀉的原因，請醫生進行專業診斷再用藥。若是由細菌引起的應給予適合的抗生素，原則上不用止瀉劑；單純性腹瀉可給予止瀉藥物，如複方樟腦酊、活性炭或鹼式碳酸鉍。

(2)飲食護理。腹瀉期間無嘔吐者需補充足夠的蛋白質、糖類與維生素，宜進流質或半流質少渣飲食，可選用米湯、麵條、禽蛋類、魚類。

(3)肛門護理：排便頻繁者，便後應用軟紙擦拭，用溫水清洗。可用濃茶水坐浴，浴後在肛門周圍塗凡士林或嬰兒油。

☆細節提示

①腹瀉基本停止後，仍應適當限制食用含粗纖維多的蔬菜、水果等，之後

逐漸過渡到普食。

②腹瀉期間，應禁酒，忌肥肉、生冷瓜果、油脂多的點心及冷飲等。

③一旦腹瀉減輕，立即停用複方樟腦酊等藥。

4 尿頻、尿急、尿痛調護三法

★健康一句話

多喝水有利於泌尿系統患者的治療。

正常人日平均排尿次數為四～六次，夜間排尿次數0～二次，超過即為尿頻。尿急是指尿意一來，立刻排尿。尿痛，是指排尿的時候，尿道及會陰區有疼痛或燒灼感。尿頻、尿急、尿痛多為泌尿系統炎症導致，如尿道炎、前列腺炎、膀胱炎等。護理上應注意以下三點：

(1)適當休息。鼓勵患有尿道炎症性疾病的患者白天多喝水，成人每日飲水量三千CC左右，以沖淡尿中的細菌和稀釋尿液滲出物，利於排出，減少對膀胱、尿道的刺激。

(2)加強飲食護理。避免食入刺激性食物如香料、辛辣食品、酒類等。可食用西瓜、飲用茶水以增加排尿次數，清洗尿道。可給予高蛋白易消化飲食，增強體質，但水腫時限制鈉鹽食入。

(3)酌情用藥。對於因急性膀胱炎、結核等引起的尿頻、尿急、尿痛等病症，要遵醫囑用藥及護理。

☆細節提示

①尿頻、尿急、尿痛要盡快檢查，以免延誤治療，使病情加重。

5 便祕的調護方法

★健康一句話

糞質乾燥堅硬且少於正常習慣的排便次數是便祕的症狀。

便祕是指糞便在腸內滯留過久，祕結不通，排便週期延長，或週期不長，但糞質乾結，排出艱難，或糞質不硬，雖有便意，但便而不暢的病症。便祕常因飲食不節、情志失調、年老體虛所致，其調理方法主要有以下幾種：

(1)做好心理護理，家人及護理人員要消除其思想顧慮。

(2)要多飲開水，多食多纖維素飲食、易產氣的蔬菜等食物。

(3)潤滑性瀉藥、稀釋性瀉藥、刺激性瀉藥，對排便動力衰弱有一定的幫助。

(4)即使無便意，也應堅持定時去廁所十～二十分鐘，日久可建立定時排便習慣。

(5)腹肌鍛鍊。適量的勞動和體育鍛鍊，可增強腹肌與腸道肌肉的收縮力。

(6)自我按摩防治便祕。按摩腹部對便祕有一定的治療作用。

(7)清潔肛門與直腸。可選擇噴槍用自來水便後沖洗肛門，若排空不全，可用低壓灌進肛門少許水進行洗腸，清除積便。

(8)便祕患者可選擇每日二～三次的胸膝位跪姿，進行提肛鍛鍊。

(9)中藥治療。

☆細節提示

①就診時，要積極向醫生陳述排便時間、性狀及排便感覺，以便配合醫生診斷病症。

②不要推遲排便時間，平日不論工作多麼忙，不要強忍著便意而不如廁。

③經常做提肛運動，排便時不可過於用力。

④患有高血壓、冠心病的老人排便用力過猛，可致使血壓升高，冠狀動脈

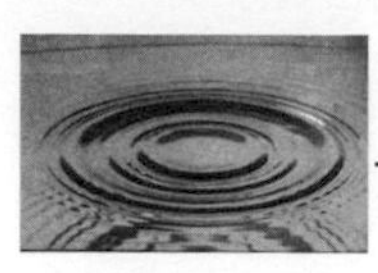

供血急劇減少而誘發心絞痛。體質虛弱的老人排便用力過猛也會引起身體虛脫。

⑤中藥治療便祕時，要酌量加減藥劑量。

6 貧血的科學調護

★健康一句話

貧血不是獨立的疾病，而是各種不同病因所引起的綜合症狀。

貧血是指人體外周血紅細胞容量減少，低於正常範圍下限，不能運輸足夠的氧至組織而產生的綜合症。臨床上常以血紅蛋白濃度來衡定。一般情況下，成年男性血紅蛋白＜120克／升，成年女性＜110克／升，即為貧血。

貧血不是獨立的疾病，而是各種不同病因所引起的綜合症狀。

貧血的調護應注意以下幾點：

(1)乏力、心悸、氣促要適當休息，減少活動量。

(2)給予高熱量、高蛋白、高維生素及含礦物質豐富的飲食。

(3)一般患者定期洗澡，重症患者定期擦洗，保持皮膚和毛髮清潔。

(4)如體溫、脈搏、呼吸、血壓及病情變化，如有病情加重，應立即請醫生診

治。

(5)口腔炎者注意口腔清潔，忌用硬毛刷刷牙。

(6)提高飲食中鐵含量。肉、魚、乾杏脯、豆腐、菠菜和麥片中鐵的含量較高。

☆細節提示

①貧血患者抵抗力弱，要注意防感染。

②製首烏60克，棗5枚，米100克。先將製首烏煎取濃汁去渣，再加入紅棗和米煮粥，最後放入紅糖調味，趁熱溫服，可補肝益腎，養血理虛。

③龍眼肉15克，大棗5枚，米100克，同煮成粥溫服，能養心補脾，滋補強壯。

④糙糯米100克，薏苡仁50克，棗15枚，同煮成粥食用，能滋陰補血。

7 失眠的護理

★健康一句話

人的精神處於緊張、焦慮、恐懼、興奮等狀態常會導致失眠。

引起失眠的原因很多，但歸納起來主要有以下幾方面：

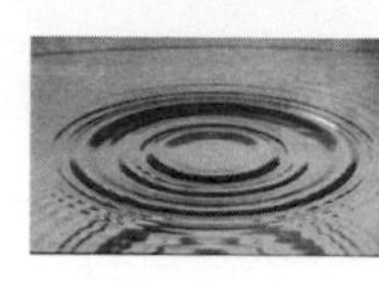

(1)精神因素。精神過度緊張或興奮，出現憂鬱、思慮過度等，都可以引起失眠，神經衰弱時尤為明顯。

(2)身體因素。身體過度勞累或患病，如疼痛、皮膚瘙癢、咳嗽、心臟病、喘息、嘔吐、腹瀉等。

(3)環境因素。生活環境改變、更換住所、聲音嘈雜、聲光刺激等，也會引起失眠。

由緊張或抑鬱等導致的失眠，可採用以下方法：

(1)晚上不能入睡，早上也不要在床上推遲不起，應堅持按照正常的時間上床睡覺和起床。

(2)不要醒著躺在床上三十分鐘以上。

(3)適當地增加一些體力活動，睡前喝杯熱牛奶，或以溫熱水泡腳，有助於睡眠。

(4)喜飲茶，而飲後不眠者，可用燈芯草三十克煎水代茶。服用。晚上最好少飲或不飲茶。

☆細節提示

①如果睡前服用刺激神經的飲品，如酒、咖啡、濃茶等，或服用一些藥物，或吸菸等，也會引起失眠。

②對於某些疾病所致的失眠，要積極治療原發病。

8 牙周炎的全面調護

★健康一句話

養成每天刷牙的好習慣可預防牙周炎。

牙周炎是涉及牙周即齦緣、牙周袋、牙周韌帶和牙槽骨的急性或慢性炎症過程，是細菌活動引起的牙周病。由於牙菌斑和牙結石產生的機械性刺激及細菌的毒性產物釋放，菌斑和結石沿著齦緣引起軟組織炎症。如果不及時給予治療，炎症進一步發展，可引起牙齦和牙槽骨退縮，進而引起牙齦萎縮，牙槽骨骼的再吸收，牙齒鬆動。

預防牙周炎應做到以下幾點：

(1)掌握正確的「三三三」刷牙方法，每日三餐後三分鐘刷牙，每次刷三分鐘。

(2)每次飯後漱口，睡前要刷牙，保持口腔清潔衛生。

(3)不要隨便剔牙，對牙中不易去除的食物碎屑、軟垢、菌斑等，可用牙線或牙刷清潔。

(4)定期做牙齒檢查，最好每半年到一年做一次口腔檢查，每半年左右洗一次牙。

☆細節提示

①牙周袋、牙齒鬆動、牙周膿腫是牙周炎的臨床症狀。

②急性炎症期用磺胺類藥物或抗生素。

③牙周炎出血多者，要以適當的方式止血。

9 癲癇的綜合照護

★健康一句話

睡眠不足、過度疲勞、饑餓、飲酒等都可能誘發癲癇。

＊癲癇患者的日常護理主要有以下幾個方面：

(1)家庭成員應經常給予患者關心、幫助與愛護，對患者的思想顧慮及時給予疏導，使其有一個良好的生活環境，保持愉快的心情、良好的情緒。

(2)在癲癇病的日常護理過程中，不可隨便更換藥物和劑量，應在醫生指導下進行。

(3)患者應建立良好的生活制度，生活應有規律，可適當從事一些輕體力勞動，但避免過度勞累、緊張等。

(4)患者的飲食應營養豐富且容易消化，多食清淡、含維生素高的蔬菜和水果，不可暴飲暴食。

＊癲癇病一旦發作，不必驚慌，應立即採取正確的方法進行護理：

(1)立即讓患者就地平躺，解開其衣領、衣釦，頭偏向一側，保持呼吸道通暢，及時給氧。

(2)盡量將壓舌板、筷子或手帕等物塞入患者口腔一側上下牙齒之間，防止舌咬傷。

(3)對抽搐的肢體不能用暴力硬壓，以免骨折、脫臼等。

(4)加強皮膚護理，防止擦傷及褥瘡的發生。

(5)對癲癇持續狀態的患者應盡早鼻飼高蛋白、高維生素流質飲食，以補充持續抽搐所消耗的體力。

☆細節提示

①癲癇發作前，大多有心悸、眩暈、抽動等症狀。

②充分瞭解癲癇患者的發作特徵，如發作的時間、場所、誘因、先兆、持續時間等，以便進行正確的日常護理。

③癲癇完全控制後，才可考慮逐漸停藥，減藥過程也需一年以上。服藥是癲癇日常護理的重要環節，切忌短期或突然停藥。

④年齡較小的患者不宜獨自在河邊、火爐旁，夜間不宜一個人外出，尤其不要做高空遊戲，如蹦極等。

⑤癲癇患者不宜從事高空作業及精神高度緊張的工作，不宜登山、游泳、開車、騎自行車等。

10 甲狀腺腫大的調養

★健康一句話

望診就可發現甲狀腺腫大，有時還能發現結節。

甲狀腺腫大是常見的一種疾病，可引起同側瞳孔擴大、吞嚥困難、聲音嘶啞、痙攣性咳嗽等。調養要點如下：

(1)休息。

(2)保持患者情緒安定，避免憂鬱、憤怒、悲哀等精神刺激，使之心情舒暢。

(3)密切觀察腫塊皮膚色澤、大小、硬度、活動度、表面是否光滑、邊界是否凸凹不平，有無壓痛及血管怒張等。

(4)可多食用海帶、木耳、香菇等。

☆細節提示

①甲狀腺腫大患者避免進食刺激性食物，如茶、咖啡、香菸、酒。

11 慢性支氣管炎的護理

★健康一句話

慢性支氣管炎患者要嚴防受寒等誘發性因素。

(1)控制感染。視感染的主要致病菌和嚴重程度選用敏感的抗生素治療。單用藥或聯合用藥，靜脈注射或口服給藥。

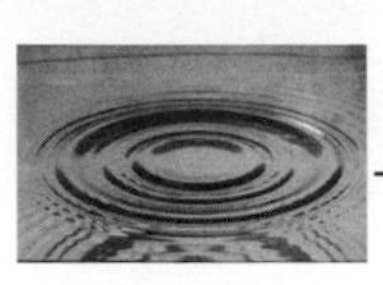

(2)祛痰、鎮咳。急性發作期患者在感染治療的同時，應用祛痰鎮咳藥物，以改善症狀。常用藥物有複方甘草片、祛痰靈、止咳祛痰沖劑、肺寧沖劑等。

(3)解痙。平喘常選用胺茶鹼、複方茶鹼片、新喘靜等。

(4)預防。首先是戒菸。在寒冷季節或氣候驟變時，注意保暖，避免著涼，預防感冒，加強適當的體育鍛鍊以提高機體的抗寒能力。

(5)鍛鍊。多參加力所能及的體育鍛鍊，以增強機體免疫力和主動咳痰排出的能力。

☆細節提示

①對老年體弱無力咳痰者，應以祛痰為主，協助排痰、暢通呼吸道。

②發熱、氣促、劇咳者，要適當臥床休息。

③多飲開水，以使痰液稀釋，易於咳出。

④長期大量咳痰者蛋白質消耗較多，多食高蛋白、高熱量、多維生素、易消化的飲食。

⑤要控制食鹽的攝入量，避免刺激性食品。

⑥如發現患者有明顯氣促、發紺，甚至出現嗜睡現象，要立即送醫院治療。

⑦鼓勵患者咯痰，護理者輕輕拍其胸部、背客，使痰液易於咯出。

12 心絞痛的康復調護

★健康一句話

心絞痛的護理，休息和用藥十分重要。

心絞痛是冠狀動脈供血不足，心肌急劇暫時缺血與缺氧所引起的以發作性胸痛或胸部不適為主要表現的臨床綜合症狀。

該病在勞動或情緒激動時常發生，每次發作持續三～五分鐘，可數日一次，也可一日數次。為了避免心絞痛的發生，一定要注意其康復調護，主要措施有：

(1)注意休息。心絞痛發作時應臥床休息，加強心理護理，解除恐懼情緒，避免各種誘發因素。

(2)遵醫囑用藥。含服硝酸甘油或消心痛，心率較快者，可口服普萘洛爾，密切觀察心率的改變。

(3)住院治療。不穩定型心絞痛患者要住院治療，若發現心律不整，要及時處理，以避免發展為心肌梗塞。

(4)適當活動。病情穩定後，可做適當的體力活動，改善心肌血液循環，減少心絞痛的發作。

(5)生活指導。禁止飲酒、吸菸，注意防寒保暖，飲食宜低熱量、低脂肪、不宜過飽。

(6)監測血壓。一定要監測血壓，不能讓血壓過高，以降低未來引起心臟病發生的可能性。

(7)降低膽固醇。自然地降低膽固醇最好的方法就是，避免吃高脂肪、高膽固醇的食物。

(8)保持平靜心情。無論何時何地，都應該嘗試保持平靜的心情，對自己好一點，有自己的愛和信仰，讓快樂從內心而來。

★細節提示

①心絞痛的治療以改善冠狀動脈的供血和減輕心肌的耗氧為主要措施。

②將午餐作為一天的主餐，要吃得豐盛一些，而晚餐則盡可能少吃。

③規律的運動能夠使人減輕壓力，控制體重，降低血壓。心絞痛患者在運動前，要先諮詢醫生什麼運動適合自己。

13 腦震盪的綜合調養

★健康一句話

生活中要避免外界暴力作用於頭部而引起腦震盪。

腦震盪是指頭部遭受外力打擊後，即刻發生短暫的腦功能障礙。臨床表現為短暫性昏迷、近事遺忘以及頭痛、噁心和嘔吐等症狀。有很多中年人出現腦震盪之後往往著急去工作，因此在心理上會產生很大的精神負擔，專家認為出現腦震盪後一定要靜心調養。

(1)加強患者的心理護理，解除患者對腦震盪的種種誤解所造成的思想負擔和恐懼心理。

(2)保證患者休息好，住院環境要保持肅靜、舒適與安全。排除一切對患者的不良刺激。

(3)保證患者每日營養量。完全禁食者要注意每日補液量應充足，以免出現水、電解質紊亂，老人及兒童尤需注意。

(4)觀察有無繼發顱內血腫的發生，在此期間禁給嗎啡或度冷丁等鎮痛藥。

(5)出院後患者要注意休息，加強營養，加強身體鍛鍊，遵醫囑合理用藥。

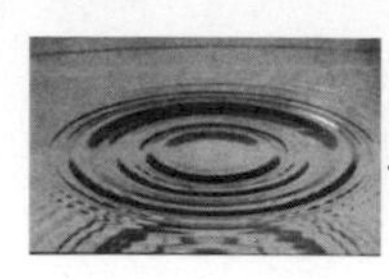

☆細節提示

①腦震盪是最輕的一種腦損傷，經治療後大多可以治癒。這種病可以單獨發生，也可以與其他顱腦損傷如顱內血腫合併存在。

②腦震盪患者要臥床休息一～二週，並給予鎮靜和止痛藥物。

14 急性胃炎的調護

★健康一句話

刺激性食物最易誘發急性胃炎。

隨著工作壓力的增大，生活節奏的加快，飲食變得缺乏規律，這是胃病發病的重要原因。喜歡喝酒抽菸、不按時吃飯、經常在餐桌上狼吞虎嚥、精神壓力大、易動怒發火的人，尤其是男性，更易患上胃病。

胃炎可分為急性胃炎和慢性胃炎，慢性胃炎又分為淺表性胃炎和萎縮性胃炎兩類。慢性淺表性胃炎只要對症施治，完全能治癒。但如果轉化為萎縮性胃炎，就很難治療了，但多數經內外科方法治療有較好效果。

可見，要預防胃病的發生，其根本在於適當疏解自己的壓力，養成良好的生活習慣。

(1)急性胃炎應袪除病發誘因，停止一切對胃有刺激的飲食或藥物，待症狀減輕後給予少量易消化的飲食。

(2)給予靜脈補液，糾正失水、酸中毒。

(3)注意飲食習慣並配合藥物治療。勿暴飲暴食、過度飲酒，養成有規律的和細嚼慢嚥的進食習慣。充分咀嚼可增加唾液分泌，稀釋與中和胃酸，減少對黏膜屏障的破壞。

☆細節提示

①患了胃炎，飲食要以清淡、對胃黏膜刺激小為主。而且飲食要規律，勿過饑過飽，以少食多餐為原則。尤其是年老體弱，胃腸功能減退者，每日以四～五餐為佳，每次以六七成飽為好。

②腹痛劇烈時，應禁食禁水，待腹痛減輕時再酌情飲食，飲食以清淡為主，不要吃刺激性或過於油膩的食物。

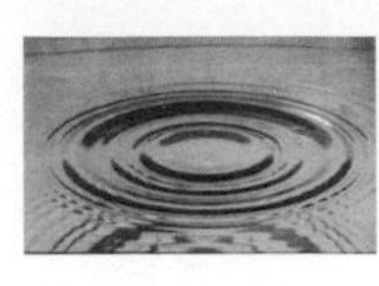

15 肝硬化的養護

★健康一句話

肝硬化的起病和病程緩慢，可隱伏數年甚至數十年。

肝硬化是一種影響全身的慢性疾病，晚期會有消化道出血、肝性腦病、腹水、癌變等情況出現，嚴重影響患者的身體健康。因此，肝硬化的調養護理很重要。

(1)要保持樂觀的情緒，樹立戰勝疾病的信心。

(2)疾病早期要適當減少活動，避免勞累。晚期應絕對臥床休息，以利於肝細胞恢復。

(3)易消化、富營養、高蛋白、高糖、高維生素、低脂為肝硬化患者選擇飲食的原則，同時要戒菸酒。

(4)有腹水時要臥床休息，增加營養，並限制鹽的攝入，最好採用無鹽或低鹽飲食。

(5)給意識喪失者測肛溫和插吸痰管及其他引流管時動作要輕，防止皮膚、黏膜損傷。

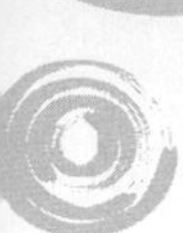

(6)保持腸內呈酸性環境，減少胺的吸收，禁用肥皂水灌腸。

(7)生活要有規律，保證充足的休息和睡眠，注意保暖，並防止各系統感染。

☆細節提示

①病毒性肝炎最易導致肝硬化，所以要格外重視。

②平時要注意休息，避免劇烈運動。

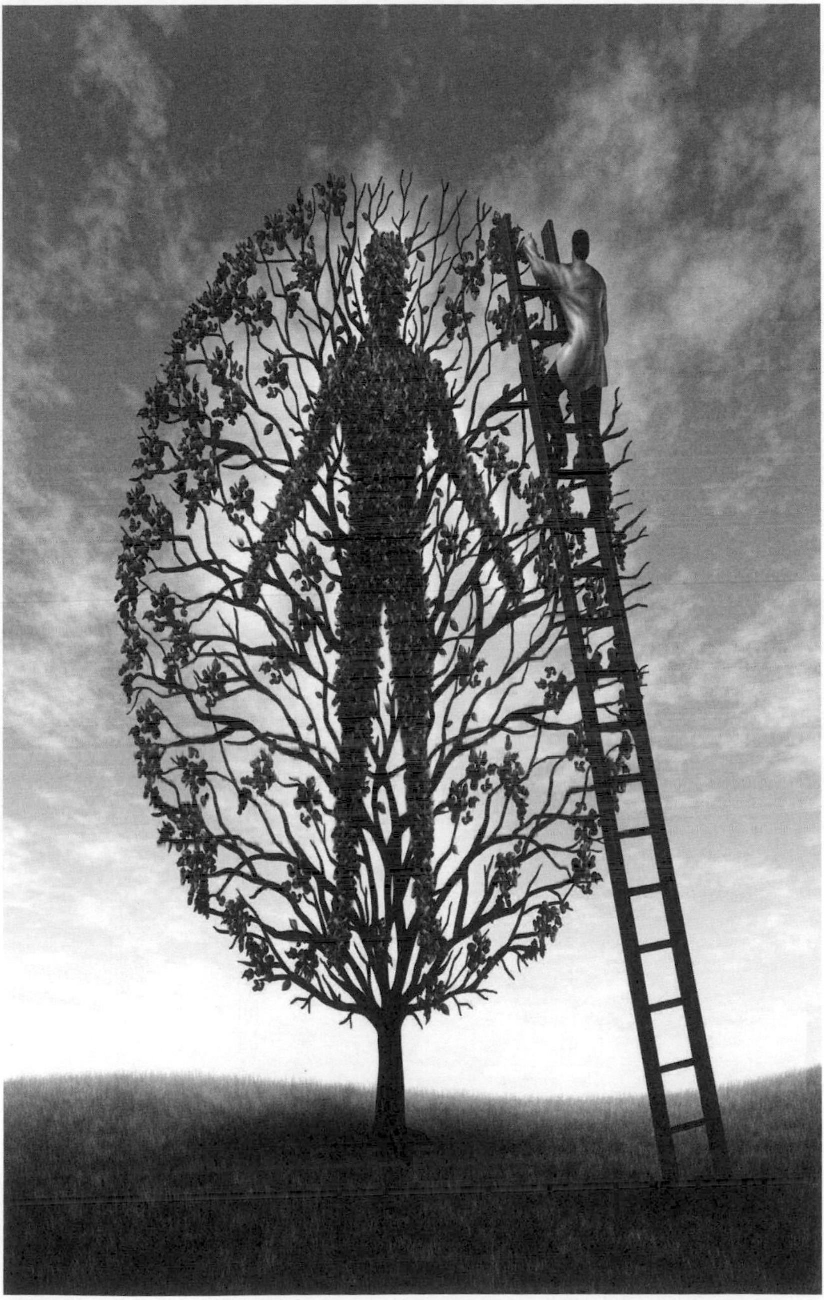

第八章／飲食是改善睡眠的天然良方——微養生之營養助眠篇

1 哪些食物有助於睡眠

★健康一句話

在晚餐時吃一些有助於睡眠的食物，有益於順利地進入夢鄉。

哪些食物有助於睡眠呢？

(1)含色胺酸的食物：色胺酸是天然安眠藥，是大腦製造血清素的原料。血清素能讓人放鬆、心情愉悅，減緩神經活動而引發睡意。色胺酸會借著高糖類、低蛋白質的飲食組合，順利進入大腦中，幫助睡眠。

(2)富含B群維生素的食物：維生素B2維生素B6維生素B12葉酸及泛酸等。

☆細節提示

①能夠使人體放鬆、減少興奮的食物，一般來說都有助於入眠。

②牛奶中含有使人產生疲勞感覺的色胺酸，能使人安睡。

③水果中的芳香氣味有較強的鎮靜作用，把柳丁、橘子或蘋果等水果切開，放在枕邊，聞其芳香氣味，便可安然入睡。

④用小米加水煮成粥，其澱粉可以得到充分糊化，其他營養成分都呈水溶狀態，生津和胃，易消化吸收，有利於睡眠。

⑤如果因旅途勞累而睡不著，可將一湯匙食醋倒入一杯冷開水中，在臨睡前喝下，不僅很容易入睡，而且會睡得很香。

2 早茶晚棗調節睡眠

★健康一句話

早茶可以提神，晚棗益於安眠。

茶葉中含有咖啡因，具有提神醒腦的功效，可使人白天精神振奮；酸棗仁有安神作用，助於睡眠。

(1)用綠茶匙十五克，開水沖泡，上午八點左右分兩次飲用。

(2)晚上睡前取酸棗仁粉（酸棗仁炒後研成粉末）十克，一次沖服。堅持三～五天，可調整睡眠。

☆細節提示

①茶葉具有興奮神經作用，睡前飲茶可導致失眠，特別是神經衰弱的人更不易入睡。

②茶中的鞣酸可導致大便祕結，有便祕習慣者，飲用濃茶可使便祕程度加

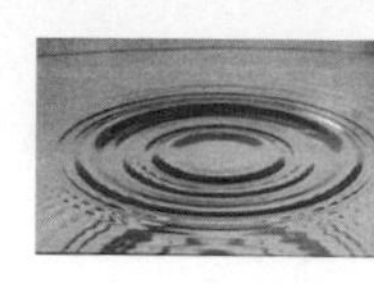

重。胃潰瘍和十二指腸球部潰瘍的患者，在潰瘍病未癒時，飲用濃茶，不利於潰瘍的癒合。

③茶葉中的鞣酸等物質可與食物中的蛋白質結合，而影響食物的消化。飲濃茶還會妨礙人體對鐵的吸收，容易引起貧血。有貧血傾向的人更應注意。

④空腹飲茶可稀釋胃液，降低消化功能，加上空腹狀態時吸收率高，會使茶葉中某些成分大量吸收入血，引發頭暈、心慌、手腳無力、精神恍惚等症狀。

3 牛奶的安眠作用

★健康一句話

睡前喝牛奶有助於睡眠。

牛奶中含有兩種催眠物質：一種是色胺酸，能促進大腦神經細胞分泌出使人昏昏欲睡的神經遞質5-羥色胺；另一種是對生理功能具有調節作用的肽類，其中的「類鴉片肽」可以和中樞神經結合，發揮類似鴉片的麻醉、鎮痛作用，讓人感到全身舒適，有利於解除疲勞並安然入睡。對於因體虛而導致神經衰弱的人，牛奶的安眠作用更為明顯。

☆細節提示

①在睡前喝一杯牛奶不僅可以解除疲勞，安然入睡，而且還可以補充人體所需的營養。

②牛奶富含蛋白質，蛋白質在加熱時會變性，使牛奶營養價值降低。因此，牛奶煮開即可，不宜久煮。

③牛奶煮開後不應立即放糖，應等到不燙手時再放。

④牛奶不宜冰凍。牛奶冰凍後，其蛋白質、脂肪等營養素發生變化；解凍後，出現凝固沉澱及上浮脂肪團，使牛奶營養價值下降。

⑤牛奶不宜放在保溫瓶中。保溫瓶中的溫度，猶如細菌培養皿中的溫度。牛奶若放在其中，細菌在牛奶中約二十分鐘就會繁殖一次，隔三～四小時，整個保溫瓶中的牛奶就會變質。

4 核桃的安眠妙用

★健康一句話

核桃也是一種有益於促進睡眠的食物。

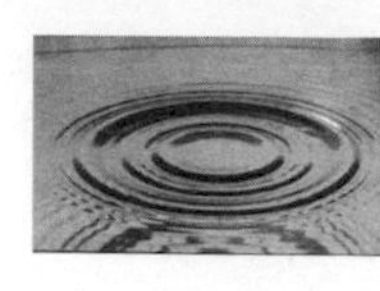

核桃味甘性溫，是一種良好的滋補營養食物。核桃中含有相當多的褪黑素，這是一種調節人體睡眠節律的物質。白天，人腦會分泌少量這種物質，而到了晚上則會分泌得更多，夜間褪黑素的增加是良好睡眠的重要保障。因此，睡前吃核桃可以改善睡眠品質，常用來治療神經衰弱、失眠、多夢等。

具體吃法是：核桃與黑芝麻按1:1的比例，搗成糊狀，睡前服用十五克。或將米、核桃、黑芝麻慢火煨成稀粥，睡前食用，對失眠都有非常明顯的效果。

☆細節提示

①核桃與黑芝麻都有益智的作用，是一種健腦食品，對人的神經系統有調節作用。

②核桃含脂肪較多，如果睡前吃太多，反而會影響睡眠。最好只吃一把核桃，或者喝一碗用核桃粉和黑芝麻粉調成的糊。

5 合理安排晚餐

★健康一句話

晚餐什麼時候吃，吃多少，也是影響睡眠的重要因素。

對於睡眠品質不好的人，合理地進食晚餐非常重要。為了擁有一個香甜的睡眠，晚餐進食應做到：

(1)不要吃得過飽。研究證明，如果一個人想在晚上十點睡覺，三餐的比例最好為2：2：1，這樣既能保證活動時能量的供給，又能在睡眠中讓胃腸得到休息。總的來說，晚餐不宜過飽，這樣對睡眠最有利。

(2)不要吃得過晚。晚飯最好安排在睡前四小時左右。吃飽就睡會讓消化道內食物滯留，影響睡眠。

(3)不要進食容易「產氣」的食物。許多食物容易在腸道內產生氣體，使腹部脹滿影響睡眠。「產氣」食物包括豆類、洋蔥、白蘿蔔、捲心菜、茄子、馬鈴薯、甘藍、青椒、綠菜花、地瓜、香蕉、柚子、麵包、芋頭、玉米、柑橘類水果、添加甜味劑的飲料及甜點等。

(4)不要吃太豐盛、油膩的晚餐。晚間進食太多，或吃較多高脂肪、高熱量食物，會延長機體的消化時間，導致腹脹而無法正常入睡。

(5)晚餐持續時間不要過長。晚餐進食時間過長，會導致生物節律的紊亂，打破人體正常的作息規律，造成失眠。

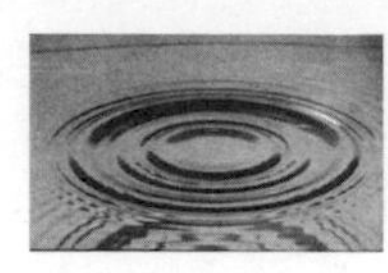

☆細節提示

①晚餐對一個人晚上的睡眠有著直接的影響。養成良好的飲食習慣，更有助於睡眠。

②神經衰弱的人晚餐應吃單一味道的食物，不要五味混著吃；食物的冷熱要均勻。

③試圖用酒精來改善睡眠的方法是不可取的。不少醉酒的人往往「爛睡如泥」，但酒精有先使人抑制、後使人興奮的作用，醉酒後容易早醒，而早醒就再難以入睡了。

6 多重功效的冰糖百合

★健康一句話

冰糖百合不僅助人入睡，還有美容的功效。

百合人心經，性微寒，能清心除煩、寧心安神，很適合被失眠困擾的人食用。冰糖百合不但可以幫助睡眠品質差的人入睡，減少噩夢，而且還有美容養顏的作用。

具體作法是：新鮮百合一個，紅棗數顆。將新鮮百合與紅棗一起放在鍋裡煮熟，然後加入適量冰糖。待放涼後，睡前食用。

☆細節提示

①百合偏涼性（但並不寒），胃寒的患者宜少用。

②百合的好處雖然很多，但不宜過量食用。

7 美味方便的酸棗仁粥

★健康一句話

酸棗仁粥是不錯的助眠食品。

酸棗仁有安神鎮靜和調節神經的作用。據中醫古籍記載，酸棗仁可治療「煩心不得眠」。具體作法是：將炒酸棗仁三百克加水一千五百CC，煎至一千CC去渣，米五十～一百克洗淨後放入藥液中煮粥，加少量食鹽調味即可服用。

☆細節提示

①酸棗仁粥味美且方便熬製。

②食用酸棗仁或許對於治療失眠會有一定的療效，但是不能過於依賴，不

能長期食用來治療失眠。

③導致失眠 生的原因很多，且因人而異，食用酸棗仁雖然會有緩解作用，但還是要注意找到病發源頭，治「本」為先。

8安神益智的龍眼冰糖茶

★健康一句話

龍眼冰糖茶有助於解除人的疲勞，有安神益智之功效。

龍眼冰糖茶有補益心脾、安神益智之功效，可治療思慮過度、精神不振、失眠多夢、心悸健忘等症。

具體作法是：龍眼肉25克，冰糖10克。把龍眼肉洗淨，同冰糖一起放入杯中，沖入沸水，加蓋燜十分鐘左右，即可飲用。每日一劑，隨沖隨飲，隨飲隨添開水，最後吃龍眼肉。

☆細節提示

①龍眼冰糖茶是上好的飲品，平時也可以喝一些。如果不喜歡甜的，可以少加冰糖。

9 治療失眠症五道湯

★健康一句話

飲食是最安全的方法，妥善運用有安神、鎮靜功效的中藥調理，即可自然又健康地吃出睡意。

下面介紹五道治療失眠症的湯。

(1)酸棗仁湯：酸棗仁10克搗碎，水煎，每晚睡前服用。對於血虛所引起的心煩不眠或心悸不安有良效。

(2)三味安眠湯：酸棗仁10克，麥冬、遠志各3克，以水500 CC，煎成50 CC，於睡前服用。具有寧心安神鎮靜的作用。

(3)安神湯：將生百合15克蒸熟，加入一個蛋黃，以200 CC水攪勻，加入少許冰糖，煮沸後再以50 CC的水攪勻，於睡前1小時飲用。經常飲用能安神助眠。

(4)百合綠豆湯：百合、綠豆各25克，冰糖少量，煮熟爛後服用，促進入眠。

(5)桂圓蓮子湯：桂圓、蓮子各50克煮成湯，具有養心、寧神、健脾、補腎的功效。

☆細節提示

①上述五道湯很容易操作，長期食用會有效果。

第九章　趕走失眠的綠色療法——微養生之安睡有方篇

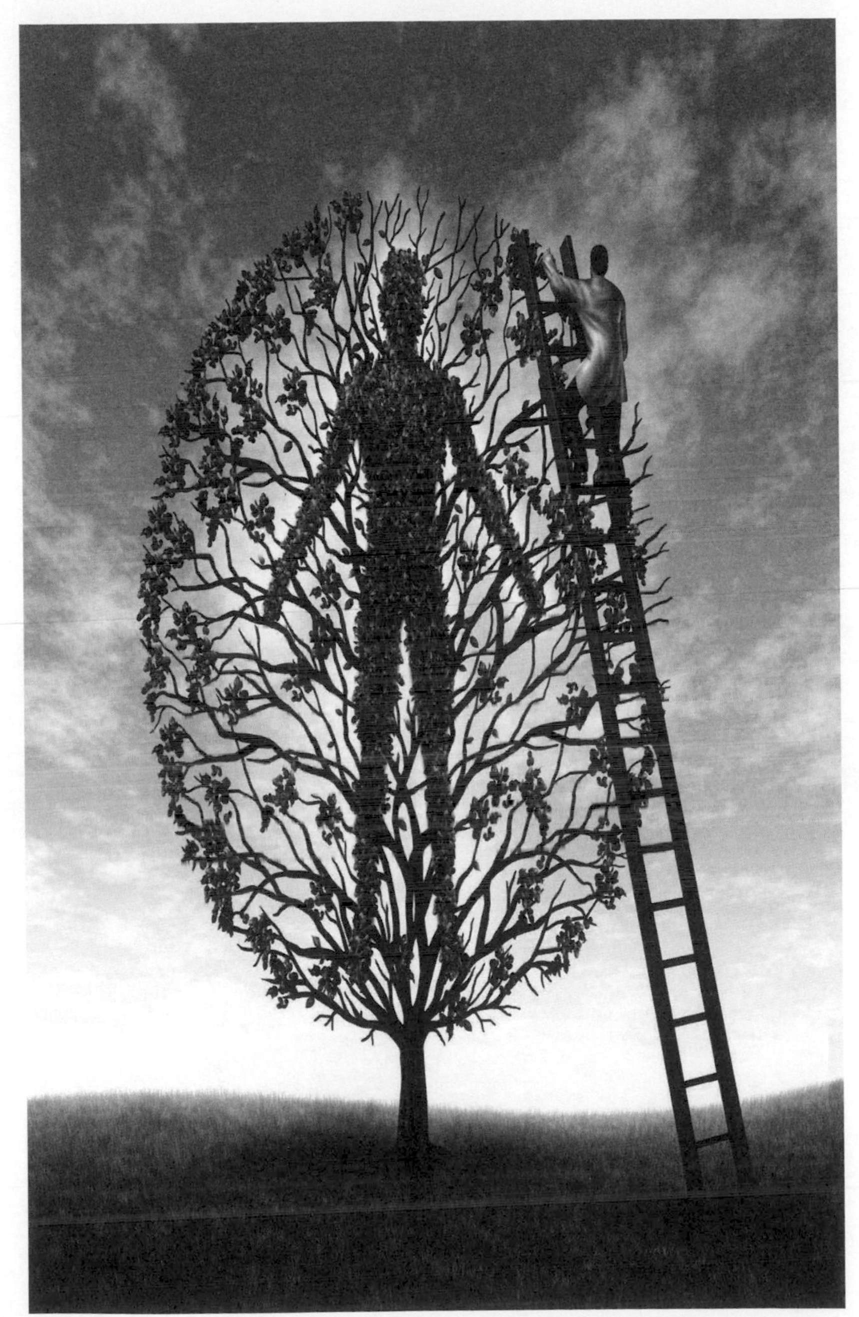

1 用裸睡改善失眠

★健康一句話

裸睡是一種健康科學的睡法，有利於改善失眠。

國內外的生理學家和養生學家經過研究發現，裸睡用於治療緊張性疾病的療效頗高，尤其是神經系統方面的緊張狀態容易得到消除，使全身內臟和體表血液循環變得十分順暢，有助於改善失眠症狀，是一種科學的睡眠方式。

(1)裸睡時身體自由度大，肌肉能有效地得到放鬆，可緩解因日間緊張而引起的失眠。

(2)裸睡因沒有衣服的隔絕，有利皮脂排泄和再生，使皮膚有一種通透的感覺。

(3)裸睡因沒有衣服束縛，身體會更加放鬆，血流通暢，還能改善手腳冰涼的狀況，有助於進入深層次睡眠。

☆細節提示

①在裸睡時要注意蓋好被子，不要著涼。

②裸睡的時候身體自由度很大，肌肉能有效放鬆，能有效緩解白天因為緊張引起的疼痛和疾病。尤其是患有肩頸腰腿痛的人不妨試試。

2 睡前應該排淨大小便

★健康一句話

睡前排淨大小便，減少夜裡起來的次數，利於安然入睡。

在夜間起床去廁所，往往會影響正常的睡眠。如果能在睡覺前先去解決一下大小便，在身體輕鬆的狀態下進入夢鄉，就會延長下次去廁所的時間。因為人處於熟睡狀態時，新陳代謝會放慢，所以產生大小便的時間也會減慢，這樣就能保證充足的睡眠時間。

☆細節提示

①起夜去廁所不僅影響睡眠，而且還容易著涼感冒

3 「溫足凍腦」益於睡眠

★健康一句話

傳統的睡眠養生中，認為「溫足凍腦」是益於睡眠的。

「溫足」的含義主要有三方面：

一、是在睡前用溫而偏熱的水浸足，促進血液下行，改善勞作一天導致的腦

部充血狀態，促進睡眠；

二、是用雙手交替按摩足心，足心是足少陰腎經湧泉穴的所在，腎有主水的功能，透過按摩可引火歸原，火入水中，水火既濟，使得睡眠自然舒泰；

三、是入睡時雙足不能著涼，否則不利於睡眠。

「凍腦」即不要捂著腦袋睡覺，而應讓頭腦保持清醒。因為捂著頭睡覺不僅因被窩內空氣污濁而難以入睡，而且會引起氣悶、頭暈等症狀。

☆細節提示

①洗腳不僅是一種良好的衛生習慣，還可預防足癬等疾病，用熱水洗腳可以產生吃「補藥」的作用。

②每天睡前用熱水洗腳，可以刺激末梢神經，調節自主神經和內分泌系統，促進血液循環，為身體供應更多的養料和氧氣，並及時排出積存的廢物和二氧化碳，產生消除疲勞、改善睡眠的作用。

③洗腳不可冬勤夏疏，應該天天堅持。

4 睡前做做健身操

★健康一句話

睡前做做健身操，能有效緩解失眠。

利用臨睡前十幾分鐘的時間，做做下面的催眠按摩，可強健身體，輕鬆入睡。

(1)指甲摩頭。食指、中指、無名指彎曲成45度，用指端往返按摩頭部一～二分鐘，可以加強腦部供血、強健腦細胞、促進入睡。

(2)拇指搓耳。兩手大拇指側面緊貼耳下端，自下而上、由前向後，用力搓摩雙耳一～二分鐘，可以疏通經脈、清熱安神，並防止聽力退化。

(3)雙掌搓面。兩手掌緊貼面部，用力緩緩搓面部所有部位一～二分鐘，可以疏通面部經脈，防止皺紋產生，緩解精神疲勞。

(4)雙掌搓肩。兩手掌用力搓摩頸肩肌群，重點在頸後脊柱兩側，搓摩一～二分鐘，可緩解疲勞，預防頸肩病變。

(5)推摩胸背。兩手掌自上而下用力推摩前胸、後背、後腰，可以疏通臟腑經脈。

(6)交叉搓腳。右腳掌心搓摩左腳背所有部位，再用左腳掌心搓摩右腳背所有部位，然後用右腳跟搓摩左腳心，再用左腳跟搓摩右腳心，共二～三分鐘。此法可消除雙足疲勞。

(7)疊掌摩腹。兩掌重疊緊貼腹部，以每秒一～二次的速度，持續環繞腹部按摩所有部位，重點在臍部及周圍，摩腹二～三分鐘。此法可促進消化吸收、強健脾胃。

☆細節提示

①做操時應閉目，使心緒寧靜，肢體充分放鬆。做完後，肢體輕鬆，則能夠安然入睡。

②以上操作應緊貼皮膚，滲透力越強效果越好。時間共十二～十八分鐘，年老體弱者可按摩十二分鐘左右，年輕體壯者可連續操作十八分鐘。

③以上方法不僅可以提高睡眠品質，而且是一種比較全面的全身保健按摩，堅持下去，一定還會有其他意想不到的收益。

5 醋泡腳可助安眠

★健康一句話

用醋泡腳可諧調交感神經的興奮程度，調節、鬆弛緊張的神經，有助於睡眠。

醋，除了是廚房裡的調味解膩佳品，還能用來泡腳。用醋泡腳，具有助眠的重要作用，其原因在於：

(1)足是人體諸多經絡的彙聚之處，足部有許多具有重要治療價值的反射區。透過溫醋水泡腳，醋能夠滲透足部表層，加速人體的血液循環，提高血紅蛋白攜帶氧的能力，改善身體各部位因疲勞而導致的缺氧狀態，增強各系統的新陳代謝，有利於身體中二氧化碳和廢氣的排出，從而使人體得到放鬆，消除疲勞。

(2)用醋泡腳還可以諧調交感神經的興奮程度，調節、鬆弛緊張的神經，調和經絡氣血，使陰陽平衡。堅持日久，可大大改變睡眠品質，對失眠、多夢、早醒等睡眠障礙具有重要的輔助治療作用。

用醋泡腳時，醋與水的比例建議在1：10左右。泡腳水的量，一定要足夠，至少要浸過腳踝，因為足部的穴位都集中在腳踝以下。

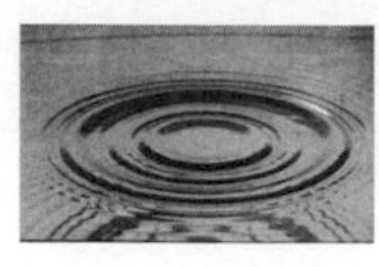

☆細節提示

①持續每天睡前四十分鐘在溫熱水中加些醋浸泡雙腳，能產生強身健體、治療睡眠障礙、消除疲勞的保健作用。而且用醋泡腳對腳氣、灰指甲也有一定的治療作用。

②必須用優質醋，禁用化學醋。泡腳的時候盡量對腳底進行揉搓，可以用手，也可以雙腳相互揉搓。

6 按摩穴位促進睡眠

★健康一句話

刺激穴位和按摩能緩解緊張，促進睡眠。

按摩以下穴位有助於睡眠：

(1)鳩尾。鳩尾穴在胸骨的下部中央部位，用兩個大拇指按壓此穴，能消除焦躁不安，安寧入睡。

(2)關元。關元穴在肚臍下三寸（四指寬）處，將雙手疊在一起按壓此穴位，也可以按摩其周圍，可使心情平穩下來，容易入睡。

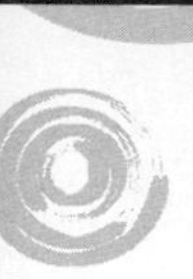

(3)天柱。天柱穴在腦後髮根部，用兩個大拇指緩慢地揉該處，可使頭痛減輕、心情平靜，很快入睡。

(4)百會。百會穴在頭頂部（兩耳連線的頭中央處）。用大拇指緩慢按壓，會使情緒安定，逐漸入睡。

☆細節提示

①睡眠與神經有著密不可分的關係，在接受按摩後，身體的不適感消除，自然就能入睡。

7 透過鍛鍊身體促進睡眠

★健康一句話

經常鍛鍊身體可以提高睡眠品質。

對於一些長時間坐著辦公的人來說，身體方面的運動是必不可少的，只有保持每天做運動才能解除疲勞。每天保持二十分鐘的戶外活動，可以讓身體達到興奮狀態，這樣晚間才會精神放鬆，感到有睡意，而順利地進入睡眠。

尤其是晚飯一小時之後，若能進行散步或適量的運動鍛鍊，更易讓人產生睡意，有利於睡眠。

以往人們大都認為早晨是進行鍛鍊的最佳時間，然而研究發現，黃昏和睡前的鍛鍊對人體更為有益。根據人體生物鐘節律，人在傍晚時，體力、肢體反應敏感度、運作的諧調性和準確性以及適應能力都處於最佳狀態，體內的糖也增長最高，所以每天在此時進行半小時到一小時的散步鍛鍊，有益於睡眠，而且消除白日疲勞的速度也較不活動者大大加快。

動作採取正確的姿勢和方法，鍛鍊才能取得保健效果。散步運動要求兩上肢自然下垂，並隨著步伐輕曳搖動，收腹挺胸，要有朝氣且輕鬆自如，保持體態平衡。透過上下肢運動帶動腰、腹、項等部位。

☆細節提示

①經常做一些適量的運動不僅可以促進睡眠，也有利於身體健康。

②晚間切忌進行一些過激的運動，因為激烈的運動會使人長時間處於興奮狀態，不利於進入睡眠。

③散步既無爆發力、猛力，也無缺氧、屏息等動作，尤其適宜老年人。

④老年人散步宜採用每分鐘七十步左右的慢速或九十步左右的中速，時間

長短可根據自己的身體狀況而定，但不要少於二十分鐘，這樣才有效。

8 調整生物鐘，遠離失眠

★健康一句話

良好的作息時間規律是促進健康睡眠的保證。

生物鐘是動植物體內用來調適身體的內部機制的，是人類長時間規律生活所形成的結果。生物鐘總是按照時間規律調整著人體的各個功能，使人體新陳代謝達到平衡。適當調節生物鐘，對身心整體都百利而無一害。

如果我們每天都能在同一時間起床和就寢，仔細估算出自己每天需要的睡眠時間，然後制定出詳細的時間安排，並按照這個時間進行合理的作息，這樣我們的身體就會與人體生物鐘達成一致，使身體功能調整到最佳狀態，從而收到良好的睡眠效果。

☆細節提示

①生活不可以無規律，特別是顛倒「黑白」，更容易讓人失眠，精神煩躁。

②徹夜狂歡，偶爾放縱一天半夜還可以，如果一連幾天都這樣，在某種程

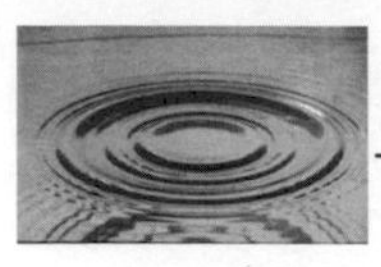

度上生物鐘已受到干擾。

9 選擇適合自己的床

★健康一句話

提高睡眠品質，床的選擇也很重要。

人的一生中，有三分之一的時間是在睡眠中度過的。床是最主要的臥具，床的合適與不合適，床的擺放正確與否，都與人的睡眠品質有著非常重要的關係。選擇床應主要從睡眠和健美的要求來考慮，包括床的高度、寬窄和軟硬這幾方面因素。

(1)床的高度要適中。太高，上下床不方便，尤其是老人，床太高還有危險性；太低，床的通風就會受到影響，並容易受潮。適宜的床高應在四十～五十公分，長度在二百公分左右為宜。

(2)床的寬度，單人床為九十～一百二十公分，雙人床為一百五十～二百公分。

(3)床的軟硬也要適宜，床面應柔軟舒適，有利於肌肉的放鬆和解除疲勞，使全身得到休息，但又不應過度改變脊柱生理曲度。

☆細節提示

①床的選擇也是要因人而異的，應根據自己的身高和體重，以及其他身體因素，選擇適合自己的。

②理想的臥具是良好睡眠的重要保證，也是生活衛生、健康保健的一個方面，不可忽視。

③水床是利用水的無限量彈性，使睡眠狀態的人體從頸、腰、腿到踝不再懸空，從而保持人體脊柱不變形，使脊柱旁肌肉紓展，可消除疲勞，改善人體血液循環。

10 床的擺放有講究

★健康一句話

床的擺放對人體的健康有重要作用，它可以直接影響我們的健康。

(1)床不要鄰近廁所的門。臥室如與廁所在一個房間內，廁所的不潔空氣容易存留臥室中。如果廁所門口對著床，會直接影響睡眠和健康。

(2)床頭不要放在窗下。如遇天氣變化，在窗邊容易產生不安全感。而且長時間吹風還容易損傷身體。

(3)床頭不應放在臥室門通風口，一是為增強臥室的私密，二是為避免直吹的風引起面部神經麻痹。

(4)鏡子不宜對著床，最好是與床頭的方向並排，否則會令睡者易生幻覺和精神不寧。

(5)床頭上不可有櫃或橫樑壓頂，這容易產生壓迫感，導致頭痛或腦病發生。

☆細節提示

①床的擺放應首先從人體健康的方面考慮，其次是居室的美觀。

②床頭應該靠牆，不可靠窗。床如果不靠牆的話，床頭應有床頭板。

③床上方不建議掛吊燈。吊燈的造型和重量容易給人帶來不安全感，因此床上方最好安裝輕型燈具。

④床下不要堆放雜物。床下清理不便且通風不暢，雜物容易在此滋生細菌，臥室衛生死角會直接影響健康。

11 合理裝飾臥室，營造睡眠環境

★健康一句話

臥室的色彩和家俱合理搭配，可以營造更舒適的睡眠環境。

(1)臥室應透過合適的色彩和恰當的收納方法，使得臥室空間顯得大些，並營造出安謐的氣氛。

(2)床上用品和裝飾畫要讓臥室色彩變得豐富而斑斕，床上用品的色彩宜柔和，營造溫暖的生活氣息。

(3)白色衣櫃、白色牆壁、白色窗簾，都能成為接受陽光的最好道具，令臥室清新、明亮。

☆細節提示

①合理的臥室設計能夠使人身心愉悅，有利於入眠。

②臥室的燈光應該盡量柔和、溫暖，營造放鬆的氛圍。

③對於入睡前需要很暗環境的人，可以採用遮光的窗簾或窗貼，麻質或其他厚布料都可以。也可以使用百葉簾。

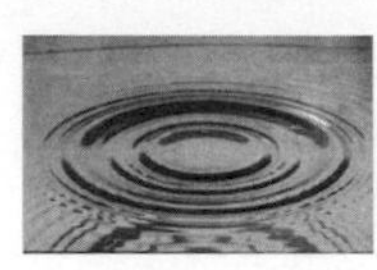

12 保持臥室內空氣清新

★健康一句話

空氣清新是良好睡眠的必要條件。

保持臥室內空氣的清新對睡眠也很重要。新鮮空氣是自然的滋補劑，它可以提供充足的氧氣，刺激機體消化功能，促進營養物質的吸收，改善新陳代謝功能，增強機體對疾病的抵抗力。在睡眠中，大腦需要大量氧氣去進行它的生理活動，新鮮空氣十分必要。

如果室內有刺激性的味道，不僅令人身心不爽，而且還會影響健康。

☆細節提示

①保持室內空氣流通，多開窗，多換氣。

②在室內可放置一些吸附性強的物質，以保持空氣潔淨。如竹炭，它具有很強的吸附作用。

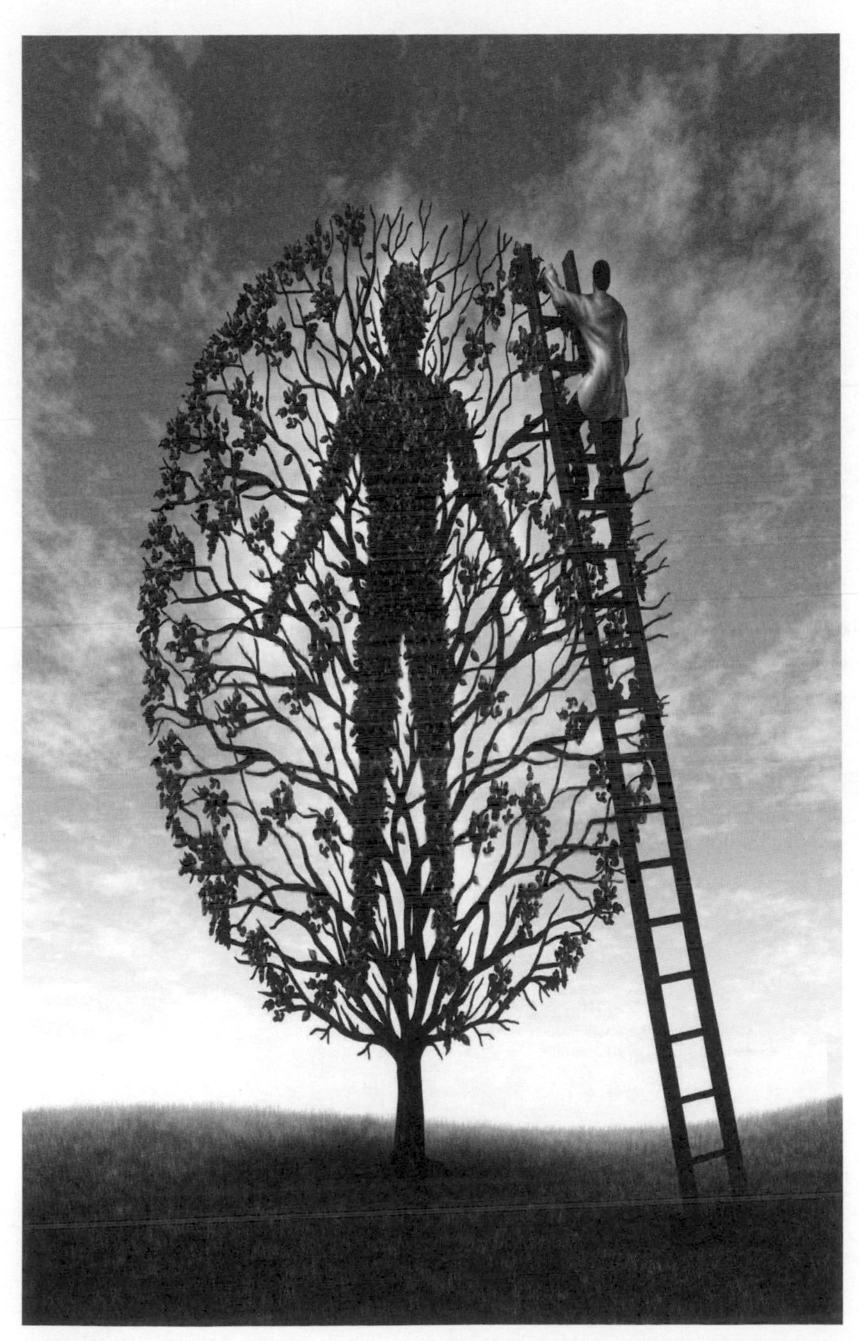

第十章／有效運動是很好的養生方式——微養生之運動養生篇

1 辦公室也能做瑜伽

★健康一句話

在辦公室抽空做瑜伽，能使人精力充沛，提高工作效率。

隨著時代的發展，瑜伽已不僅僅是健身會所的活動項目，在辦公室裡練習也可以讓人陶醉其中。因為在辦公室裡工作，許多人經常久坐不起，導致自己的身體處於亞健康狀態。「滑鼠手」、頸椎病、腰椎病等，都是現今白領人群的通病，下面幾個瑜伽小動作，可以有效地幫助白領人士擺脫辦公室裡的疾病。

(1)坐姿轉背姿勢。坐在椅子上，右手扶左膝關節，左手扶在背後或經背扶在右髖關節上，吸氣時左轉體，靜止二十秒，自然呼吸，然後還原呼氣。左右各做四次。

(2)扭面式。坐在椅子上，將背肌伸展，右手向後由上而下，左手向後由下而上，繞到背後，雙手在背後勾住，胸廓盡量張開，靜止十秒。然後兩臂換相反動作重複。

(3)基本呼吸法。坐在椅子上，雙腿併攏。一手扶在大腿上，一手放在腹部，收下頜，脊椎伸直，做深呼吸，並保持屏息狀態二秒。

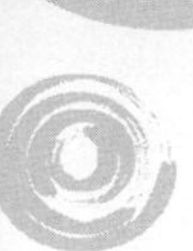

☆細節提示

①在工作間隙或休息時，做一些運動可以緩解壓力。

②準備一雙平底鞋放在辦公室，練瑜伽時換上。因為穿高跟鞋做瑜伽不僅影響療效，而且容易受傷。

2 在辦公室桌邊做運動

★健康一句話

桌邊幾個簡單的動作就能舒筋活絡，還能輕鬆塑造完美身材。

長期坐著工作的人常常發生疲勞、下肢痠脹或水腫、失眠、痔瘡等病症，每天在辦公桌邊進行一些運動對預防這些疾病很有效喲！

(1)坐好坐穩，雙腳腳後跟微抬，吸氣挺胸，調整呼吸，雙手在體側張開，注意收腹直背。

(2)吸氣，手臂由外向內，從丹田向上，在胸前時手背相對。

(3)吐氣，手臂繼續向上，在頭頂打開，抬頭挺胸，努力伸長頸部，腳後跟始終微抬。

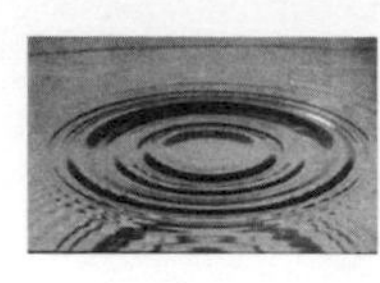

(4)吸氣，放下手臂，向後伸展，注意始終保持頭部上揚、腹部收緊，堅持5秒後回復初始姿勢，完成該組動作。

☆細節提示

①長久坐著，改變一下姿勢，活動一下筋骨，可緩解疲勞。

②桌邊運動一定要堅持天天做，偶爾做一次是發揮不了作用的。

3 桌邊動作擺脫「滑鼠手」

★健康一句話

適當的活動可以緩解腕部神經壓迫，緩解肌肉疲勞。

在操作電腦時，由於鍵盤和滑鼠有一定的高度，手腕必須背屈一定角度，這時腕部就處於強迫體位，不能自然伸展而造成「滑鼠手」。「滑鼠手」主要表現為手部逐漸出現麻木、灼痛感，夜間加劇，常會在夢中痛醒。不少患者還會伴有腕關節腫脹、手動作不靈活、無力等症。那麼如何擺脫「滑鼠手」呢？

(1)一隻手的食指和拇指揉捏另一手手指，從大拇指開始，每指各做十秒。

(2)雙掌合十，前後運動摩擦至微熱。

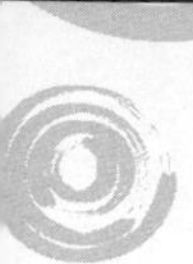

(3)手握可自然抓握的水瓶，首先手掌向上握水瓶，做從自然下垂到向上抬起動作。然後是手掌向下握水瓶，做從下到上的運動，各二十五次，鍛鍊腕屈肌。

(4)吸足氣，用力握拳，用力吐氣，同時急速依次伸開小指、無名指、中指、食指。左右手各做十次。

(5)雙手持球，或持手掌可握住的物體，上下翻動手腕各二十次。

☆細節提示

①改變手腕的運動方式可以解除其疲勞。

②使用電腦時，除了多休息及使用腕墊、護腕等輔助工具外，還要注意打字和使用滑鼠時的姿勢。

③使用滑鼠時，最輕鬆的姿勢是手背向上微曲20°，手掌向身體外側微彎10°。

4 在辦公室利用椅子巧健身

★健康一句話

在辦公室內利用椅子健身，既簡單，又能產生緩解疲勞的作用。

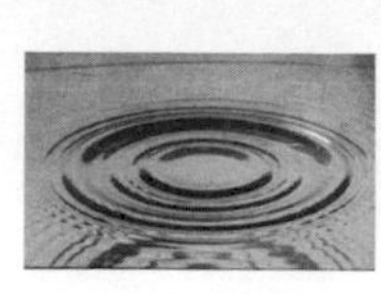

提到體育運動，絕大多數人都會想到走、跑、跳、蹦等。其實運動無處不在，只要掌握正確的方法，隨時隨地都可以健身。比如，在辦公室裡，利用椅子健身就能產生放鬆的作用，尤其適用於長期伏案的工作者，具體作法如下：

(1)全身放鬆，上體直立坐於椅上，雙臂自然下垂，頭部先前傾，再後仰，左右轉傾。

(2)雙臂伸向體後，十指交叉，掌心相對，兩臂盡量後伸，胸部展開。

(3)坐在椅子前端，兩腿向前下方伸直，兩手撐扶椅座兩側，盡量伸展腰部和擴展胸部。

(4)坐在椅上，雙手抱單腿屈膝，使大腿貼近胸部，停留片刻，放下，再換另一條腿，各抱五次。

☆細節提示

①可以利用閒置時間每天在辦公室內做一～二次椅子操。

②椅子操能消除疲勞，提高工作效率，減少臂部多餘脂肪，保持形體美。

5 運動的最佳時間是晚上

★健康一句話

根據人體的生物鐘來判斷，運動的最佳時間應該是晚上。

(1)傍晚時分，人體的皮質醇和促甲狀腺激素水平最高，而這些激素與加速代謝和消耗脂肪相關聯。

(2)在下午較晚的時候和傍晚，體能、起刺激作用的腎上腺素正處於最高點，運動能消耗更多的能量，產生減肥的作用。

(3)晚上簡單地做做伸展運動或出去散散步，都可以緩解肌肉的緊張、驅散疲勞，提高睡眠品質。

(4)人體的各種活動都受生物鐘的控制，傍晚時分，人體肢體反應的靈敏度及適應能力都達到最高峰，心率及血壓也最為平穩，在這段時間內鍛鍊，不易發生意外，對健康有益。

☆細節提示

①晚上最好不要做過於強烈的運動，以免造成過度興奮，妨礙入睡。

②晚間鍛鍊最佳時間是晚餐後二小時。如果可以在傍晚六點左右吃飯，晚

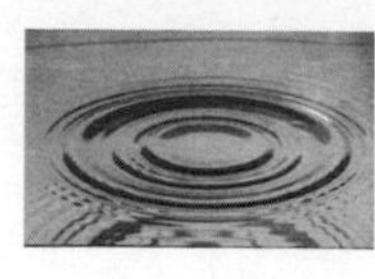

上八點左右運動是最好的選擇。

③晚上運動不宜太晚，否則會影響睡眠。

6 雨後散步好處多

★健康一句話

雨後散步，好處多多。

(1)選擇在雨後散步，有許多平日裡沒有的好處。一場雨過後，可以洗滌塵埃，淨化空氣，使路面更清潔，空氣更清新。

(2)雨前的照射和雨初降時，所產生的大量負離子享有「空中維生素」的稱號，能幫助降低血壓。

(3)雨後初晴到戶外散步，還有助於消除陰雨天氣引起的低沉情緒，幫助恢復心情，促進身心健康。

☆細節提示

①雨後路面濕滑，散步時要小心防滑。

7 感冒後不宜參加鍛鍊

★健康一句話

感冒後參加運動鍛鍊會加重感冒。

在日常生活中，有些人患了感冒後常常去打球或跑步，認為運動後出一身汗，感冒就會有好轉。其實，這是不對的。尤其是對於兒童、少年、體弱者和老人，感冒後參加體育鍛鍊更是有害無益的。

(1)由於感冒，人體比較虛弱，運動會加重勞累，不利於康復。

(2)如果在發熱時進行劇烈活動，會增加人體能量消耗，降低免疫力，使病毒更進一步侵害心肺，引起其他病症。

☆細節提示

①感冒後要盡量多休息，吃一些清淡的食物。

②當感冒為流行性病毒引起時，如果不注意休息和治療，會從單純性流行生成感冒轉為肺炎，少數可繼發病毒性心肌炎。

③某些急性傳染病如流行性腦脊髓膜炎、病毒性肝炎等，初期均可出現類似感冒的上呼吸道症狀，如果患了這些疾病，再用體育鍛鍊的方法「治療」，

結果會更為嚴重。

④感冒後應在醫生指導下服藥、休息，待感冒痊癒後過幾天再參加鍛鍊。

8 運動後怎樣沐浴最好

★健康一句話

運動鍛鍊後洗個澡，不僅可以除去臭汗，還能使身心獲得徹底放鬆。

運動後怎樣洗澡最好呢？

(1)人體在疲勞時經常會表現為肌肉痠痛，而溫水浴對交感神經具有刺激作用，可以達到止痛的效果。

(2)沐浴時間一般為十五分鐘左右，不過也要因人而異、因運動量而異，運動者要根據自己的具體情況進行適當地控制。

(3)要注意水溫，適宜的水溫可以加速人體的新陳代謝，調節機體循環，使機體興奮。一般來說，沐浴的水溫應在40℃左右。

☆細節提示

①在沐浴時，可以用噴頭強勁的水花噴灑面部、小腹和大腿等部位，可產生水流按摩功能。

②夏季鍛鍊出汗後應適當飲用一鹽開水，然後休息半小時到一小時左右，最好洗溫水澡。

③運動後不要立即去洗澡，否則會增加血液向皮膚及肌肉內的供應量，使得血液不足以供應其他重要器官，如心臟及大腦，因而可能會引發心臟病

9 有氧運動要天天做

★健康一句話

身體鍛鍊重在長久堅持。

有氧運動是很好的燃脂運動，其特點如下：

(1)有氧運動是持續較長時間的、有大肌肉群參與的中低強度的運動。

(2)有氧運動有利於增強人體吸入、輸送和使用氧氣的能力。

(3)有氧運動應每天練習，也可以一週練三～五天，一天最少練三十分鐘。

(4)對於想要減肥的人，最好是小強度地天天練，每次持續四十五分鐘以上。

☆細節提示

①有氧運動要做到適度，即注意鍛鍊的強度。

②每天要堅持四十～六十分鐘的有氧運動，時間短了不能直接以脂肪為燃料，時間長了肌肉會損傷。

③有氧運動也有很多，最好是各種有氧運動輪著練習，不要只做一種。

④減肥不能只依賴有氧運動，要搭配無氧運動。但是也不能只關注無氧運動，否認有氧運動的效果。

10 休息操不可忽視

★健康一句話

堅持做好休息操，也是保持身體健康的重要手段。

工作間歇時做做操，益處多多。

休息操一般選擇簡單、輕鬆、短時間可以達到很好放鬆效果的運動，這些動作能夠幫助預防或減輕肌肉痠痛的症狀。

(1)對於腦力勞動者來說，人的腦組織既要指揮諧調各器官的功能，又要學習、思考，腦耗氧量相當大，因此，腦力勞動者伏案工作二小時後，腦細胞就會出現疲勞現象，這時做一做休息操，不僅能活絡筋骨，還可以提神醒腦，改善頭暈、腦疲勞等現象。

(2)對於體力勞動者來說，由於工種和勞動特點不同，身體各部位的負擔也不同，往往會造成局部疲勞。工作二小時後做一做休息操，可以使身體得到放鬆。

☆細節提示

①在工作中短暫地休息時，不宜做劇烈運動。

②根據自身實際情況，靈活安排休息操時間，一天最好安排做二次，上、下午各一次。

③休息操的動作強度不宜過大，但一定要涉及頸、肩、背、腰等部位的練習。

④一個姿勢持續太久，肌肉就會繃緊、疼痛，這時候要把肌肉拉長，以產生放鬆的作用。因此，休息操中，伸展運動是最重要的動作。

⑤休息操的動作最好不要有過多的下蹲運動，因為久坐之後，突然做這個動作容易導致暫時性腦缺氧，出現頭暈。

⑥最好能單位統一時間、統一大家一起做休息操，這樣更有利於長期堅持。

第十一章　運動方式要正確——微養生之運動方式細節篇

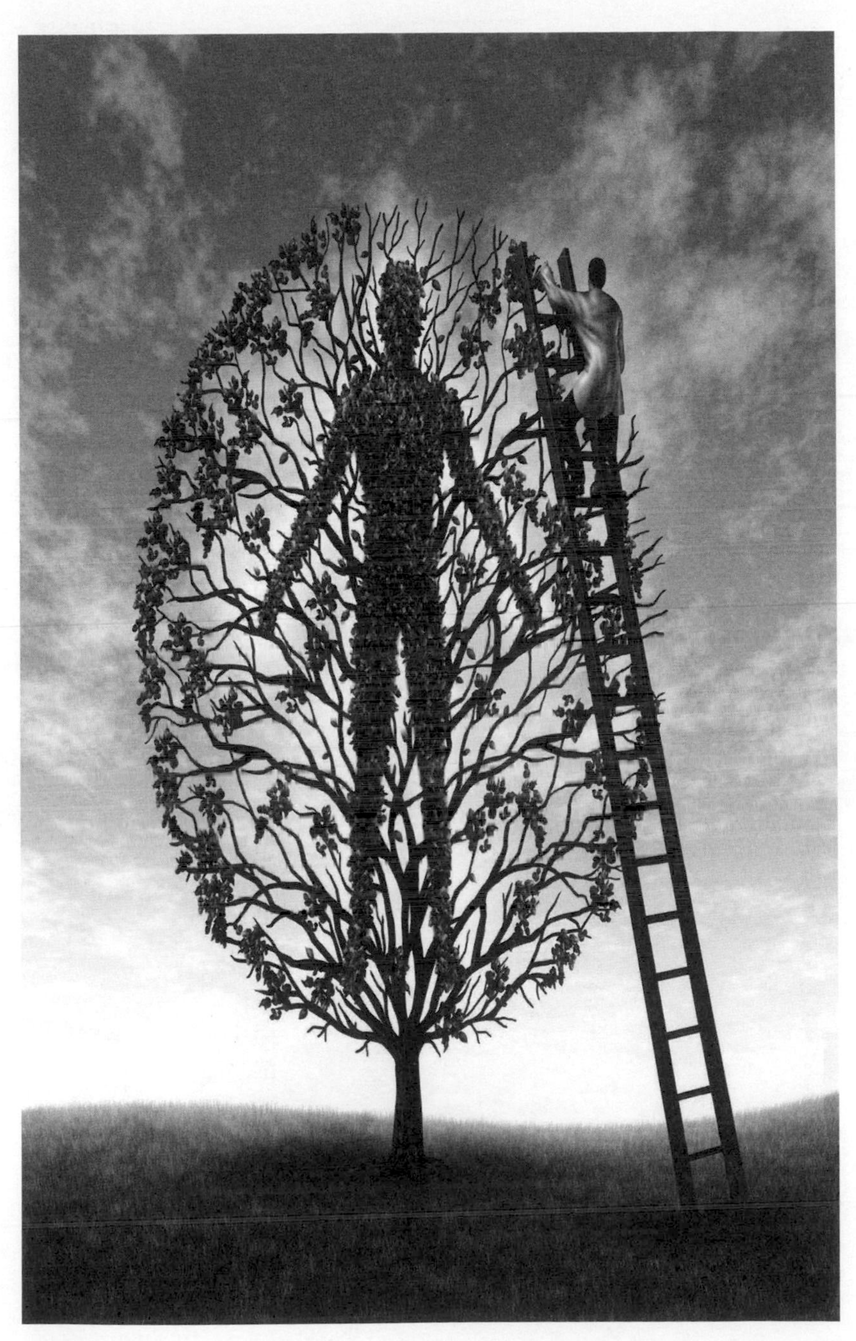

1 鍛鍊項目要有選擇

★健康一句話

不同的鍛鍊方式會產生不同的鍛鍊效果。

(1)人們日常所進行的輕度到中度的鍛鍊，主要是產生預防和保健身體的作用。

(2)如果心臟不好或是患有高血壓，最好選擇散步、打太極拳和做體操之類的低強度運動。

(3)比較適合中老年人的運動器械有牽引器、轉腰器和按摩器等。

☆細節提示

①運動鍛鍊一定要選擇適合自己的項目，切不可盲目。

②糖尿病患者注射了胰島素後，不能空腹參加跑步，以免引起低血糖。

③支氣管擴張、上消化道出血、肝硬化腹水患者不宜跑步。

2 練習瑜伽有益健康

★健康一句話

練習瑜伽可以減輕壓力、改善病症，促進人體的身心健康。

瑜伽是一種宣導「身心合一」的健身方式。

瑜伽的動作是比較舒緩的，節奏較慢，還會配合輕音樂，強調靜心和呼吸，這些都有養生的功效。「靜心」的培養有助於調整人的神經系統，緩解緊張的情緒。另外，瑜伽強調運動中的呼吸，提倡緩慢、深沉的腹式呼吸，有利於改善肺通氣及肺換氣狀況，降低肺動脈高壓狀態，對呼吸系統有好處。

可見，練習瑜伽既可提高身體各方面功能的諧調性，還可以培養專注平和、冷靜客觀的良好心態，使人修身養性，獲得身體和精神相互統一的健康狀態。

☆細節提示

①練習瑜伽需要一個安靜、舒適的環境。

②正確練習瑜伽才能達到最佳效果，否則將適得其反。

③在做瑜伽的過程中一定要漸進式地進行，根據自己身體的柔韌性把握好幅度，不能急於求成或幅度過大，以免造成傷害。

④瑜伽強調的是呼吸的方法和讓身體進入平靜狀態，有時做瑜伽的目的不一定是要做好某個動作，而是透過運動使體力變得更好、心態更平和。

3 原地跑步好處多

★健康一句話

原地跑步可以使全身都得到鍛鍊。

原地跑步就是在一個很小的空間，任何的場地，在自己站的周圍畫一個圈圈，人站在圈內好像原地踏步一樣地跑起來，腿往上抬，讓全身都在一個類似跑步的狀態，這樣既不會太累又可以達到減肥的效果，具體跑步要領如下：

(1)原地跑步可以在很多地方進行，可以在戶外，也可以在室內或走道、陽臺的空地上。

(2)把地面擦乾淨，然後脫去鞋襪，在原地跑步。

(3)跑步時全身放鬆，不要求高抬腿，也不要求手臂用力擺動，只要雙足離開地面，完成跑步的姿勢就可以了。

(4)開始時每天跑二百步，之後逐漸增加，達到每天跑步十五分鐘。

(5)對肥胖者來說，原地跑步能達到減肥的目的。

☆細節提示

①原地跑步是一種比較方便的鍛鍊方法。

②跑步不要盲目堅持，要循序漸進。

③想要減肥的話，跑步一定要和控制飲食有效地結合。不要只節食不跑步，也不要只跑步不節食。

4 赤腳走石子路有益健康

★健康一句話

赤腳走石子路有利於腳部穴位的按摩，可以健身、防病。

腳上的血管和神經，比其他部位更加豐富，無數的神經末梢與頭、手、身體內部各組織器官有著特殊的聯繫，因此，人們把足稱為人類的「第二心臟」。對足底的穴位和反射區給予一定的刺激，可以促進全身血液循環和新陳代謝，有益於身體健康。而在石子路上行走正產生了這個作用。

(1)人體腳部有很多穴位與各內臟有著密切的關聯，透過走石子路可以刺激足底穴位，增強有關內臟的功能。

(2)腳部是神經較為敏感的部位，透過走石子路，可以對大腦產生刺激，使身體保持平衡。

(3)透過對腳部穴位的刺激，可以促進人體血液的循環，減少心血管疾病。

☆細節提示

①在石子路上行走要注意石子的表面是否光滑，以免硌傷腳。

②開始練習時，時間不要太久，十五～二十分鐘即可，練習一段時間後，可以漸漸增加。老年朋友以半小時為宜。

③糖尿病患者要特別注意，千萬不能走有尖石子的路。

④有痛風等的跟痛症患者走石子路，會導致病情加重，最好改用其他的鍛鍊方法。

⑤扁平足患者在石子路上走來走去，很容易對足部組織造成損傷，從而加重病情。

⑥走石子路是健身的好方法，但要因人而異，要根據自己的身體狀況，選擇合適的運動方式。

5 步行能促進身體健康

★健康一句話

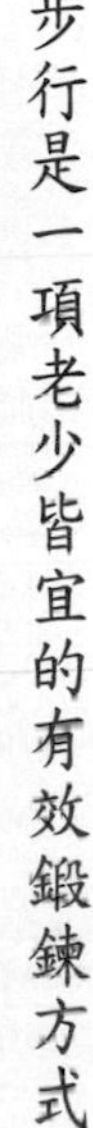
步行是一項老少皆宜的有效鍛鍊方式。

(1)人體的大部分肌肉和骨骼都可以在步行中得到活動，進而促進血液的循環、新陳代謝，提高肺活量與心肺功能。

(2)在空氣清新的地方散步，不僅可以活動筋骨，還能使人精神愉悅。

(3)據中醫理論，人體的內臟都與腳有相應的聯繫，故步行還有益於疏肝健脾、利膽溫腎。

☆細節提示

①每天盡量少坐一會兒車，給步行留出一點時間。

②步行要堅持三個原則：持之以恆、循序漸進、適量有度。

③最好一次步行三公里，時間為三十分鐘，分次進行也可以，每分鐘不少於一百二十步。

④一天中，下午五～七點是最適合運動的時候，最好在這個時候進行步行鍛鍊。

6 倒走健身好處多

★健康一句話

倒走可以鍛鍊向前走所不能鍛鍊到的肌肉，從而使身體達到微妙的平衡。

(1)倒走是一種不自然的活動方式，但卻能使人的意識集中，訓練神經的穩定性和自律性。

(2)倒走還可以增強心血管的功能，減輕腰部承受的壓力。

(3)倒走活動對腰背疼痛、胃病等病症有一定的輔助療效。

(4)有膝關節疾病者，如果利用向前走進行康復，要比向後走痊癒慢得多。

☆細節提示

①在倒走時要注意周圍的環境，以防被身後的物體絆倒。

②不要在馬路上倒行鍛鍊，而應在自己熟悉的場地進行。

③倒走時，身體不要過分向後傾斜，不要向後仰頭，不要急速轉頭，要根據自己的情況來調整倒行運動的平衡狀態。

④有頸椎病或血壓不穩定的人，最好不要進行倒走運動鍛鍊。

7 跳繩健身又益腦

★健康一句話

跳繩不僅可以健身，還能健腦。

跳繩是一項運動量較大的運動項目。研究發現，如果一個人連續跳繩五分鐘，就相當於跑步一千公尺的運動量；跳繩八分鐘的運動量，相當於快速騎自行車四公里

(1)人在跳繩時，以下肢彈跳和後蹬動作為主，手臂同時擺動，腰部則配合上下肢活動而扭動，腹部肌群收縮幫助提腿，有利於全身肌肉的鍛鍊。

(2)跳繩時呼吸加深，胸背、膈部所有與呼吸有關的肌肉都參與了活動。因此，在跳繩時，大腦處於高度興奮狀態，經常進行這種鍛鍊，可增加腦神經細胞的活力，有利於提高思維能力。

☆細節提示

①跳繩時，節奏不要太快，要量力而行。

②開始跳繩時跳得慢一些，時間短一些，之後逐漸增加運動量。

③跳繩時應穿質地軟、重量輕的高幫鞋，避免腳踝受傷。

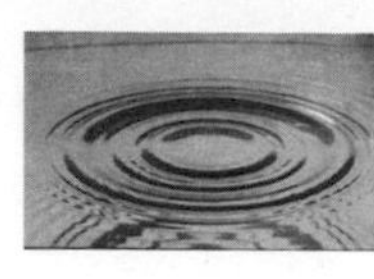

④繩子軟硬、粗細要適中。初學者通常宜用硬繩，熟練後可改為軟繩。

⑤要選擇軟硬適中的草坪、木質地板和泥土地的場地跳繩，硬性混凝土地面容易損傷關節，引起腦部震盪。

⑥跳繩時要放鬆肌肉和關節，腳尖和腳跟需用力諧調，防止扭傷。

⑦體重較重者宜採用雙腳同時起落式跳法，而且上躍不要太高，以防關節因過分負重而受傷。

8 踢毽子益於身心健康

★健康一句話

踢毽子可以讓關節橫向擺動，帶動身體最遲鈍部位，是益於身心的運動。

踢毽子是一年四季、老少皆宜開展的一項體育運動，它是一項具有較強健身功能和娛樂性、藝術性的運動，非常有益於身心健康。

(1)踢毽子對調節人的眼、腦、神經系統和四肢的支配能力有著特殊的功能，可提高各個關節的柔韌性和身體的靈活性。

(2)長期參加踢毽子運動還能增強心肺功能，促進血液循環和新陳代謝，從而延緩衰老，增強抵抗力。

(3)踢毽子是一項比速度、比耐力、比技術的運動，對頸椎病、肩頸部疾病、腰椎間盤突出症、坐骨神經痛等慢性骨關節疾病有緩解作用。

☆細節提示

①踢毽子鍛鍊身體的方式很多，可根據個人需要選擇。

②高血壓或者心臟病患者要謹慎參加。如果參加，要考量能力，千萬不可過量。

③踢毽子也是一種技巧性的遊戲，一定要掌握好基本技巧，不能夠盲目進行。

④踢毽子僅僅是一種遊戲，不要抱有很強的輸贏之心，否則不能產生放鬆心情的作用。

9 高血壓患者如何鍛鍊

★健康一句話

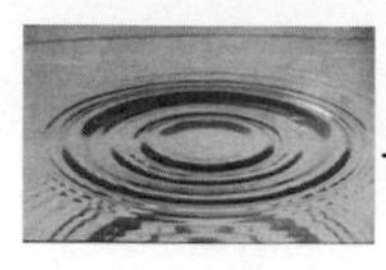

適當的運動鍛鍊可以幫助高血壓患者產生降壓的作用。

透過運動就可能控制輕度高血壓，但高血壓患者在選擇治療方法時，很少會首先選擇運動，而是選擇服藥，這是因為藥物有立竿見影的降血壓效果。雖然如此，建議輕度高血壓患者還是要進行適量的運動，這樣會增強降壓效果，有助於病情的好轉。

(1)低強度有氧運動。常用的方法是步行。散步最好選在黃昏或臨睡前一～二小時進行，每天一～二次，每次鍛鍊不要超過半個小時，速度因個人的身體狀況而定，時間過短起不到最佳鍛鍊效果。散步地點應選在戶外空氣新鮮的地方。

(2)做太極拳之類的運動：鍛鍊時動作要柔和、舒展，動作與呼吸要相結合。

(3)抗阻運動。中小強度的抗阻運動可產生良好的降壓作用，不會引起血壓升高。

☆細節提示

①高血壓患者不宜進行低頭彎腰、屏氣用力的活動。

②高血壓患者運動時要把握好運動強度。

③不要因為沒有明顯的降壓效果就放棄運動，因為運動配合其他療法帶來

的健康狀況的改善，對身體是大有好處的。

10 冠心病患者如何鍛鍊

★健康一句話

適當的鍛鍊有助於冠心病患者的病情康復。

對於冠心病患者來說，除了要進行必要的藥物治療之外，同時也可以進行適當的體育鍛鍊。因為適當運動能改善心血管功能，增強心臟收縮能力，降低心肌耗氧量，從而改善冠狀動脈血流，有利於緩解冠心病的症狀，降低冠心病的發生率。那麼冠心病患者該如何鍛鍊呢？

(1)進行有氧運動。可以進行一些如步行、慢跑等一些中低強度活動，每次鍛鍊時間不要超過二十分鐘。

(2)娛樂性運動。各種棋牌類活動和跳交誼舞都屬於娛樂活動，都適合冠心病患者進行，但要避免競爭性活動。

(3)放鬆性運動。主要包括腹式呼吸鍛鍊、放鬆術等。

(4)冠心病患者運動強度的大小，應以心跳次數和自覺疲勞程度來判斷，運動時以心率達到本人最大心率的60％～80％為宜。每次運動持續時間應因人而異，一般為十～三十分鐘，體力較好者可達六十分鐘，運動中可適當安排休息。每週運動次數也應視自己的具體情況而定，一般每週在三～七次。

☆細節提示

①冠心病患者運動要避開「高峰期」。「高峰期」是指上午六～九點，這個時段為冠心病的高發期，因為經過一夜的睡眠，既沒喝水又沒活動，血液在血管裡變得濃稠，血流速度緩慢，容易加重血栓的形成。因此，最好將運動時間安排在下午或晚上。

②飯後不要立即鍛鍊。

③不可做劇烈的運動。

④冠心病發作時應立即休息、用藥，緩期期可適當鍛鍊。

11 過敏性鼻炎的運動療法

★健康一句話

保持適當的運動是治療過敏性鼻炎的一種治本的方法。

過敏性鼻炎的運動療法，指透過各種運動手段和機體功能訓練進行的全身或局部運動，旨在實現強身健體或防治疾病的目的。對於過敏性鼻炎患者來說，運動是非常重要的，堅持運動可增加血液循環，降低鼻腔氣道阻力，從而提高過敏性鼻道、鼻竇、肺部等器官的調控能力。過敏性鼻炎的運動療法有：

(1)慢跑。慢跑最好在早上進行，每天一次，每次十五～三十分鐘。跑後如果配合冷水浴或溫水浴效果更好。

(2)冷水浴或溫水浴。冷水浴應該從夏末秋初就開始，經過一段時間的適應後，深秋和初冬仍應繼續堅持。冷水浴每次時間不要太長，幾分鐘就可以了，在感到寒冷之前就要結束。

(3)按摩法。透過頭面按摩，以增強鼻黏膜的抗病能力。具體作法包括擦面、擦鼻。

☆細節提示

①過敏性鼻炎患者要遠離過敏原。

②在過敏性鼻炎發作頻繁時應盡量減少應酬、遠離菸酒，改掉某些不良衛生習慣。

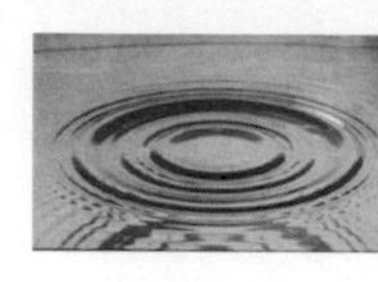

③過敏性鼻炎患者應根據自身的條件，如年齡、體質、病情和興趣等，選擇相對適合的運動項目。

④一般來說，年輕體壯、病情較輕者，宜選擇運動量大的鍛鍊項目，如長跑、打球、游泳等；年老體弱、病情較重者，宜選擇動作柔緩、肌肉諧調放鬆、全身都能得到活動的有氧運動，如慢跑、步行、打太極拳等。

12 頸椎病的運動療法

★健康一句話

頸椎病多因缺乏運動而造成。

頸椎病是臨床上脊柱功能退化後最常見的疾病，採用中西結合、內服外用及理療，並酌情輔以運動療法，大部分患者可獲得較好的療效。運動療法的種類很多，現介紹幾種療效較好而又簡便易行的方法：

(1)頸部前屈後伸。站立時雙腳與肩同寬，雙手扠腰，深呼吸，在吸氣時使頸部前屈，呼氣時頸部後伸。

(2)頸部側屈法。深呼吸，吸氣時頭向左偏，呼氣時頭還原位。第二次吸氣時，頭向右偏，呼氣時頭還原位。

(3)頸部伸展法。深吸氣時頭頸盡量伸向右前方，呼氣時還原。第二次做相反的方向。

☆細節提示

①運動頸部時要適度，以自我感覺舒適為准。

②見縫插針，靈活安排運動時間。

③持之以恆，一定會有很好的療效。

13 胃炎的運動療法

★健康一句話

有效的運動可以提高胃動力。

胃炎患者除了藥物治療外，還要注意不吃或少吃有刺激性的食物，戒除菸酒，同時配合運動療法，這樣可收到較為顯著的療效。

(1)取仰臥位，做軀幹的自然轉動，如兩膝屈曲時左右擺動，肩背左右滾動，增加腹肌鍛鍊。

(2)胃酸過多者，可從事球類、器械運動，以提高神經的緊張度。

(3)運動中要配合腹式呼吸。

(4)可在醫生指導下進行自我胸部按摩。

☆細節提示

①胃炎患者最好在飯前一小時至飯前二十分鐘之間進行運動。

②應保持有規律的生活習慣及良好的情緒狀態，積極配合藥物治療，多食營養豐富、易於消化的食物。

③持之以恆，循序漸進，日久才能收到明顯效果。

④動作應柔和、緩慢，這樣有利於改善和調節中樞神經系統的功能。

第十二章／有效調節身心，排除心病——微養生之心理健康篇

1 嫉妒有損健康

★健康一句話

嫉妒是精神上的一種病態，長時間會使精神負擔過重。

嫉妒是一種較為複雜的不健康心理現象，包括焦慮、恐懼、悲哀、猜疑、羞恥、消沉、憎惡、敵意、怨恨、報復等多種不良情緒。英國著名哲學家培根說，在人類的一切情欲中，嫉妒之情恐怕是最頑強、最持久的了。嫉妒有損人體健康。

(1)嫉妒會使人處於一種不良的心態環境中，心中鬱悶，常會引起失眠、頭痛、頭暈、食慾減退、煩躁易怒、疲乏無力等。

(2)嫉妒會使機體防禦疾病的能力下降，免疫力降低，易患脫髮、白髮、慢性胃炎、心臟疾患、高血壓、神經官能症、眼疾等。女性可導致月經週期紊亂、經前緊張症、痛經等，甚至是早衰。

可見，嫉妒是一杯害人毒酒，對他人和自己都沒有益處，因此應克服這種不良的病態心理。

其一，要加強修養，克服私心。嫉妒的發生是個人心理結構中「自我」的

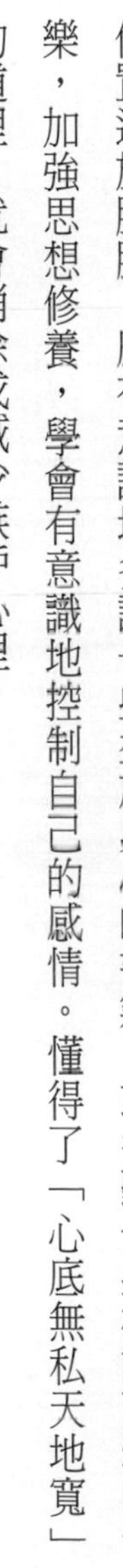

位置過於膨脹。應有意識地多讀一些益於身心的書籍，或多聽一些格調高雅的音樂，加強思想修養，學會有意識地控制自己的感情。懂得了「心底無私天地寬」的道理，就會消除或減少嫉妒心理。

其二，要正確認識自己。不服輸是一個人進步的動力，但想做到事事在人前，樣樣不服輸，卻是不可能的，因為尺有所短，寸有所長。一旦嫉妒的陰影籠罩自己時，可運用心理學的方法，「將心比心」，進行心理移位，設身處地地站在對方位置上做一下思考，這不失為有效的方法。

☆細節提示

①輕度嫉妒可以成為一種動力，促進自我發展。但重度嫉妒是一種心理病態，要學會克制，如有必要可看心理醫生。

2 精神刺激易致病

★健康一句話

精神刺激是人體產生心理疾病的重要原因。

人體生病的外在原因，就是外來因素的干擾。「精神刺激」是外來因素中比

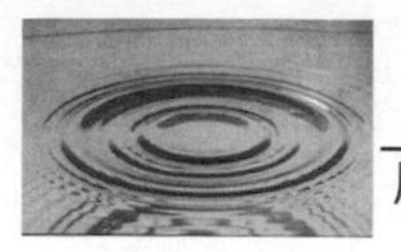

較強烈的一種干擾。

(1)不良的精神刺激能引起人體腦功能的紊亂，使大腦不能有效地調節人體與環境的平衡關係，從而導致臟腑器官功能發生紊亂。

(2)不良情緒的刺激還會干擾人的免疫系統，減輕抵抗力，使身體容易生病。

(3)神經系統的一些疾病，也和精神刺激有著千絲萬縷的聯繫。惡性的精神刺激能夠引起神經衰弱、神經官能症等。

(4)有些慢性病如哮喘、心肺衰竭、神經性頭痛等，也多由精神刺激引起。

(5)精神刺激可誘發心血管疾病，如高血壓。高血壓的病因雖然與遺傳因素有關，但還有一個因素是精神過於緊張，或受到某種精神刺激，以致使患者心情焦慮、煩躁、痛苦等，這些不良情緒引起了腦功能的紊亂，使得全身小動脈收縮，血壓升高。

☆細節提示

①冠心病患者一旦受到精神刺激，如憤怒、焦躁、激動等，易誘發心絞痛，甚至導致猝死。

3 如何矯治多疑病

★健康一句話

透過心理誘導，實現情境轉移，加強人際交流和體育鍛鍊，可以解除不必要的精神負擔。

多疑症是強迫症中的一種，多疑症患者在與人交往時，總會讓人感到壓抑。那麼該如何矯治多疑症呢？

(1)接受心理諮詢，與心理醫生實事求是地討論自己最擔心的症狀，配合醫生尋找引起多疑病症的原因。

(2)轉變一下生活環境，消除原有環境中的不良刺激因素。

(3)強化原有的生活興趣，或培養新的興趣愛好，將注意力轉移到興趣活動方面。

(4)平時多參加打太極拳、長距離步行及游泳、騎自行車等運動，有助於調節神經活動，增強自我控制的能力，改善衝動多疑的弱點。

(5)多參加社交活動。多疑症患者往往易感到孤獨寂寞，常常自己待在一邊，不參與群體活動。因此，要盡量參加一些社交活動，好好鍛鍊自己，融入團體生活當中，去留意更多讓自己開心的事。

(6)要學會換位思考，克制偏激想法，多發現事物積極的一面。

☆細節提示

①盡力克服心理上的誘因，以消除焦慮情緒。

②盡量不要參與有競技的活動。

4 如何防治「灰色心理」

★健康一句話

生活方式健康、態度積極，不易產生「灰色心理。」

意志消沉頹廢，情緒鬱悶不樂、焦慮煩躁等不良心理狀態，被稱為是「灰色心理」。

樂觀的情緒能使人精神愉快，在工作或學習中提高效率。經常保持樂觀，可使人心情舒暢，不易引發各種疾病，對人體健康十分有益。而「灰色心理」則對人體健康不利，要積極消除掉。

(1)要加強思想修養，遇事盡量讓自己做到泰然處之。

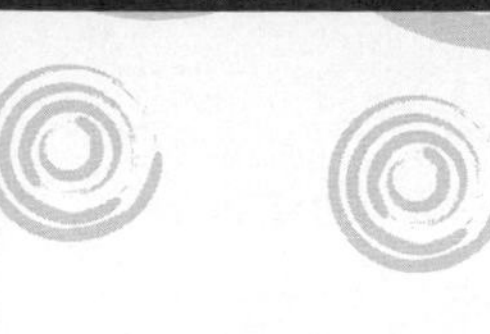

(2)要主動積極地出擊，消除心中「灰色心理」，無論是生活、工作還是疾病，只要有信心去面對，都會好起來的。

(3)要合理安排生活，培養多種興趣。

(4)可以適當地變換生活環境。

(5)為自己確立奮鬥目標。確立目標可以振奮人的精神，而達到目標則會使人充滿自信。

(6)多進行體育鍛鍊。科學、適宜的運動不僅能使人的身體健康，也能使人變得開朗、熱情，善於同他人交往，樂於幫助別人。

☆細節提示

①出現消極念頭時不要急於擺脫它。應坦然接受它，運用完成下一項工作來戰勝它。

②積極健康的生活態度和方式有利於「灰色心理」的改變。

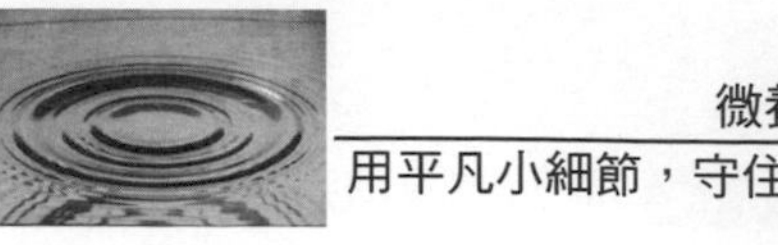

5 退休後要防「退休綜合症」

★健康一句話

退休後要多參加社交活動，讓精神生活豐富起來。

「退休綜合症」是人在退休後，身心所感到的一種無法排遣的不適。

許多老年人未退休時盼望著早日退休，真正退休後卻又念念不忘以前工作時忙忙碌碌的日子，突然閒下來，覺得心裡空落落的。老人如果不正視退休造成的困擾，便可能會患上心理疾病，還可能由此患上多種生理疾病，這些心理和生理上的疾病統稱為「退休綜合症」。它是因離休、退休的老年人在退休後對生活環境適應不良而引起的。

退休綜合症的心理特徵是：空虛、孤獨和憂鬱。原來非常樂觀的人這時候也可能變得情緒消沉，感到時間太多了，不知道該如何打發才好。有時還會因此覺得自己沒用，與社會也疏遠了。與此同時，身上的疾病也突然增多，健康每況愈下。老同學或老朋友去世時，會悲傷不已，甚至產生末日來臨的恐慌感。該如何預防退休綜合症呢？

(1)老年人在晚年生活中需要有精神支柱，因此，要拋棄被淘汰和被遺棄之感，

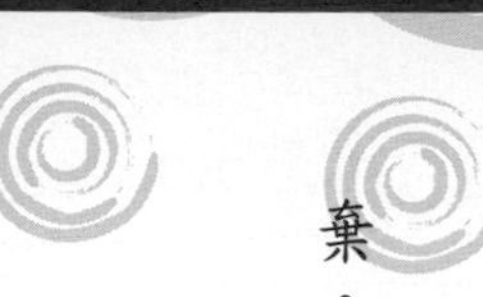

要認識到，退休後和在工作崗位上一樣，都可以有所作為。

(2)設法使自己生活得更有情趣，也是一種輔助治療法。例如做些適當的運動，養養花，鍛鍊身體，增加情趣。

(3)如能發揮「餘熱」做些學問，則益己益人，如不能的話，多參與一些社會有益活動，也能減輕「退休綜合症」。

☆細節提示

①老年人應該領悟到社會的進步，順應社會需要，做好退休的心理準備。

②家庭糾紛多、生活不安定、年邁多病等，都會加重老年人的心理障礙，因此，退休後要給自己一個安定、愉快的生活環境。

③退休後要多參加社交活動，豐富自己的生活。

6 強迫症的心理療法

★健康一句話

生活是不完美的，「完美主義」有時會增加個人壓力，要學會放棄。

強迫症是一類以自我強迫為突出症狀的神經症。下面三種療法可幫助強迫症患者擺脫煩惱：

(1)暴露療法。讓自己逐步地暴露於引起強迫行為的環境中，例如，強迫洗手的患者要去接觸一些自己所害怕的「髒東西」，從而消除害怕的心理。

(2)認知療法。透過分析自己的感受，區分不現實的想法，從而改變患者的思維模式。

(3)行為治療。可幫助那些伴有焦慮症狀的強迫症患者控制不自主行為。患者主動參與治療過程，並且在治療結束後繼續使用已學會的應對措施。

☆細節提示

①對於一些嚴重的強迫症患者，應輔以藥物治療。

7 社交恐懼症的心理療法

★健康一句話

社交恐懼症心理治療方法，不再關注體察個人心理症狀，而是主張帶著緊張、膽怯和正常人一樣交往，順其自然，為所當為，使症狀在不知不覺中消失。

社交恐懼症是恐懼症的一種，患者對社交會產生強烈和不必要的恐懼，且伴有迴避行為。對於社交恐懼症的治療，一般來說都是採取心理治療的方法。

(1)強迫自己做數次深長而有節奏的呼吸，可以使緊張心情得以緩解，建立起自信。

(2)與別人在一起時，不妨手裡握住一樣東西。握一些東西，會感到舒服，而且有一種安全感。

(3)學會毫無畏懼地看著別人。也許在開始的時候比較困難，但要努力去克服，並拿出點勇氣去做。

(4)有時緊張和自覺個人知識領域過窄有關，假若能經常讀些書，開拓一下視野，就會容易和他人交往了。

☆細節提示

①催眠和藥物也常用於社交恐懼症的治療。

②要接受社交中的「膽怯、緊張、心理不安」這一既定事實，不要再將其當作身心異物加以排斥。

8 潔癖的心理調適

★健康一句話

潔癖的心理調適主要使用系統脫敏法和滿灌療法。

潔癖症屬於強迫症的一種，潔癖症患者總是認為身邊的事物是「骯髒的」，為此感到焦慮，強迫性地清洗、檢查及排斥「不潔」之物。其實不管是患者本身，還是患者的家人，都相當痛苦。那麼，怎樣才能有效緩解這種症狀呢？

(1)系統脫敏療法。對有潔癖的人來說，如果把自己所害怕的東西和場景，以及經常做的事情，從輕度到重度寫出來，然後每天從最容易的事情人手控制自己的行為，這樣就可以降低潔癖的程度。

(2)滿灌療法。坐下來，盡量做到放鬆，並把眼睛閉上，然後讓人往自己的手上塗抹各種液體，如清水、染料、油等，並讓人對自己誇張地說手已經很髒了。當無法忍受時，睜眼看，發現並沒有想像得那麼髒。多次練習會使潔癖消滅。

☆細節提示

①在調試過程中患者一定要忍受，且不要操之過急。

②嚴重的精神創傷，如親人死亡、突然驚嚇、嚴重的意外事故、瀕於災難

性的破產等，易致潔癖症。

9 進取心使人生活積極

★健康一句話

積極進取的生活方式更能讓人感到生活的美好。

積極健康的生活態度和方式會刺激人體的適應能力，遏制疾病的發展；消極的生活方式則會加重疾病，削弱機體的抗病能力，加速人體衰老。

進取心是人不滿足於現狀，堅持不懈向更新更高目標追求的蓬勃向上的心理狀態。進取心可以增強人的內驅力，使人保持積極主動的精神狀態，以一種積極的生活態度去生活。

一個有進取心的人，會有自己的生活目標，感受到生活的意義，也會因目標的實現而感到快樂，在生活中不斷地追求，也會保持身體健康。

相反，如果一個人沒有生活目標，就會變得消極沉悶，加速人體衰老。

☆細節提示

①一個人有了進取心，才可以充分挖掘自己的潛能，實現自己的人生價值，

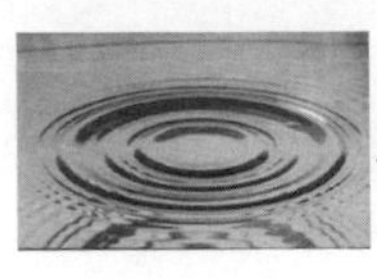

充分享受人生的甘美。

②在同等困難的條件下，人的精神狀態、人的進取心會產生至關重要的作用。

10 弈棋有益於長壽

★健康一句話

經常弈棋可以減緩人的衰老，達到健康長壽的目的。

弈棋是一項有益心智的文娛活動，也是一種解除鬱悶、暢快心情、開發智力的養生保健方法。傳統棋類，如象棋、圍棋，變化萬千，雅俗共賞，趣味無窮。

(1)調節情緒。弈棋是一項比較好的健身活動。面對瞬息萬變的棋局，弈者凝思運神，可以調節情緒，陶冶性情。

(2)延緩衰老。弈者透過調控自己的心理承受能力，可以調節呼吸快慢、心跳節律，從而改善微循環功能。這樣，再輔以科學的飲食調養和適當的藥物治療，既可延緩衰老，又可使病情得到控制和好轉。

(3)開發智力。無論是圍棋或是象棋，空閒時下幾局，既可增加生活情趣，又能開發人的智力，對防止老年人的智力衰退有好處。

☆細節提示

①弈棋時切不可與人鬥氣，以免傷心傷神。

②弈棋不可成癮，以致廢寢忘食，這樣有損身心健康。

③不要飯後下棋，應稍事休息，使食物的消化吸收不受影響。

④下棋時間不要過長，一個小時左右即可。下棋後，應適當活動，如散散步等。

⑤下棋時不要情緒激動。老年人血管彈性差，有的患有動脈硬化、冠心病、高血壓，過分地緊張、興奮、惱怒，可刺激體內交感神經，使血壓升高，心跳加快，易誘發中風、心絞痛、心肌梗塞，甚至發生猝死。

⑥晚上下棋不要太晚，如果挑燈夜戰，減少了睡眠時間，就會出現眼花、頭昏、精神疲乏等症，身體抵抗力下降，容易生病。

11 垂釣有益於養生

★健康一句話

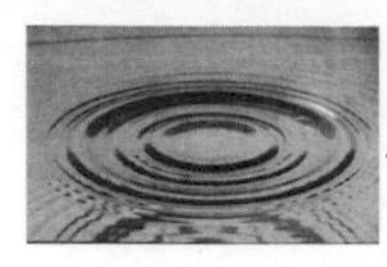

垂釣既可修身養性，又可養生。

姜尚因其德高望重而又高傲被尊為「姜太公」，他壽至九十七歲。後人總結他養生的祕訣是「動靜結合，天人合一」，而這一祕訣集中表現在他的垂釣中。

垂釣兼有賞畫的情趣、吟詩的飄逸、弈棋的睿智和遊覽的曠達，可以陶冶性情，培養穩健的性格，克服急躁輕浮，具有修身養性的作用。

(1)釣魚能使肌肉和神經鬆弛。釣者有時靜坐，有時漫步，有時收竿換餌，有時又振臂投竿，靜中有動，動中有靜，動靜結合，剛柔相濟，舒筋活骨。

(2)水邊空氣清新，有利於機體的血液循環和新陳代謝，使人心曠神怡。

(3)垂釣可培養人的耐心和毅力，並有助於開闊心胸。

(4)釣魚可以驅除雜念，紓緩神經。釣魚時要求腦、手、眼配合，靜、意、動相助，置身於此，種種雜念均棄於九霄雲外。

☆細節提示

①在緊張工作之餘，離開嘈雜的城區，來到幽靜的曠野，平心靜氣地拋鉤垂釣，一邊呼吸著沁人心脾的新鮮空氣，一邊欣賞著青山綠水、白雲藍天，還不時有魚兒上鉤，使人感到無比舒暢。

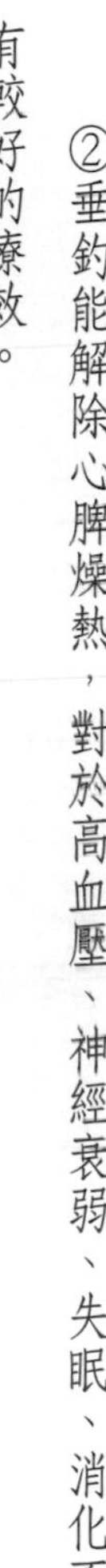
②垂釣能解除心脾燥熱，對於高血壓、神經衰弱、失眠、消化不良等患者有較好的療效。

12 不畏老有益於長壽

★健康一句話

人的健康長壽與心理因素有關。保持不畏老、情緒好，有益於長壽。

心裡不畏老，就不會擔心「死之將至」，可延緩生理和心理上的老化，從而產生延緩衰老、益壽延年的作用。

(1)不畏老，能消除憂、驚、恐等不良情緒對人體的危害。

(2)不畏老，會使人充滿信心，主動地採用有益健康的生活方式。

(3)不畏老，會使人產生美好的情緒。如果人們在生活上積極進取，又對自己的長壽有信心，無疑會延緩衰老。

☆細節提示

①自然規律是任何生命都不可抗拒的，順應才是明智的選擇。

②一種美好的心情，比十劑良藥更能解除生理上的疲憊和痛楚。

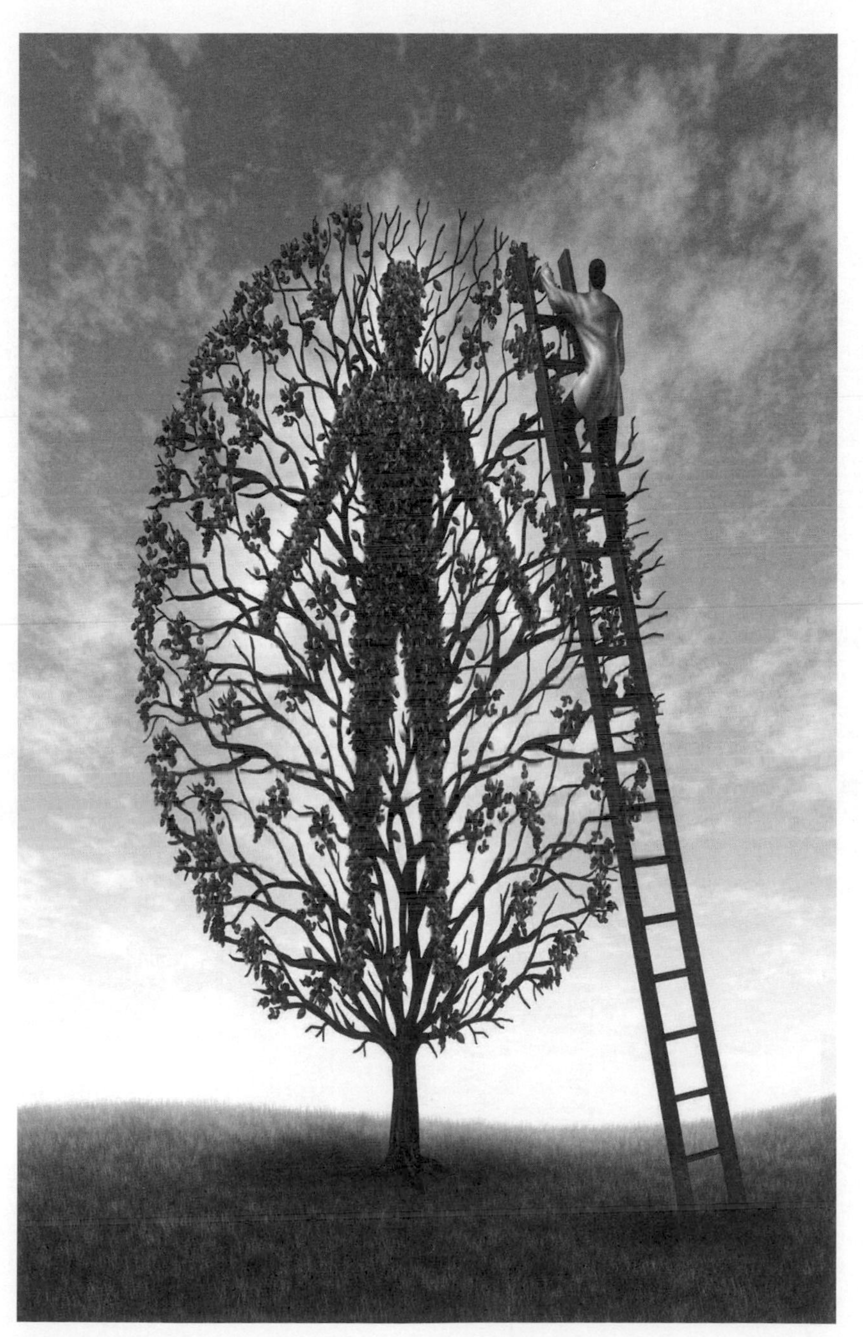

第十三章／為心理解壓，享受健康生活——微養生之解壓妙方篇

1 寬容一些對健康有益

★健康一句話

不太寬容人的人總是使自己身心處於亞健康狀態。

寬容是寬大有氣量，不計較也不追究。寬容是一種良好的心理品質，能以大局為重，對個人的暫時損失不斤斤計較，這是豁達大度的表現。

(1)容易寬容他人的人患高血壓的機率低。一些總是不夠寬容的人，往往血壓都比較高，甚至在臥床休息時的血壓仍高出正常很多。

(2)寬容類型的人性情平和，神經不易受刺激，而那些總把一些不愉快的事情放在心上的人，容易刺激自己的交感神經系統做出反應，從而使自己總是處於高度的緊張狀態中，容易患上一些慢性疾病，如癌症和心臟病等。

(3)寬容能使你自然而然地減少因人際關係問題而引起的緊張反應，使你的人際關係融洽，心情愉悦。

☆細節提示

①寬容對己對人都是有利的，寬容更容易生活得輕鬆自在。

②心存氣憤會造成血壓升高，增加心臟病發病的風險。

2 不要抑制歎息

★健康一句話

人們認為歎息是消極、悲觀的表現，歎息對人體健康是有好處的。

(1)歎息可以解除鬱悶。受到挫折、憂愁、思慮的時候，長長地嘆口氣，能夠消解胸中的鬱悶，使身心得到解脫。

(2)歎息有鎮靜安神之效。感到驚恐時，或是極度惆悵時，做一次深呼吸，吐一口氣，可以產生靜心安神的作用。

(3)歎息具有放鬆神經的作用。工作緊張或疲勞時，做一個伸展運動，嘆口氣，可以使神經鬆弛，產生解除疲勞的作用。

專家認為，這是因為歎息可以使體內橫膈膜上升，促使肺部氣體排盡，增加肺活量，血液因此得到充足的氧。長籲短歎還能加快血液循環，讓身體處於鬆弛狀態，這樣就強化了迷走神經，改善了大腦興奮和抑制失調的狀況，就能消除悲傷痛苦和緊張焦慮以及精神壓抑感，從而有益於機體內環境的調節和穩定，使機體臟腑功能得到充分的發揮。

☆細節提示

①心理緊張的時候長長地歎氣，能使血壓有所下降。

②歎息雖然對人體有益，但要有所節制，不可過度放縱，否則會產生相反的作用。

3 悲傷落淚可排毒

★健康一句話

該哭時不要強忍，適時地哭一場也是件有益身心的好事。

一般人都有這種體會：當自己著急或發怒的時候，胃就開始出現一陣陣痙攣性地疼痛。如果這時候去看醫生，醫生可能會診斷為胃炎，或開一些胃藥。同時還建議你與其這樣緊張發怒，倒不如回家去哭一場，把委屈同眼淚一起揮灑掉，這才是治療「胃炎」的良方。

有研究證實，眼淚是減輕精神負擔最有效的「良方」，也就是因為這個原因，女性比男性少患因神經緊張而誘發的腦梗塞和中風等疾病。

很多心理學家都認為，適當地哭哭是有好處的：

(1)人們在情緒壓抑時，會產生某些對人體有害的生物活性成分。哭泣後，情

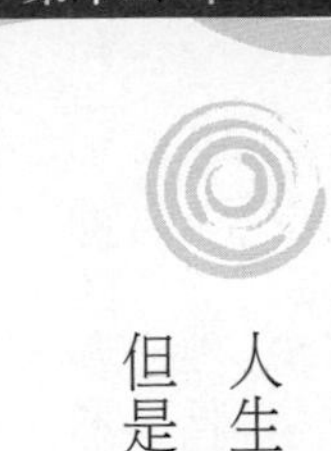

緒平靜下來，從而減少如結腸炎、胃潰瘍等一類疾病。

(2)哭泣可治療呼吸系統疾病。人在哭泣時，會不斷地吸一口口短氣和長氣，這將大大有助於呼吸系統和血液循環系統的工作，這種「帶哭的呼吸」甚至被運用到治療氣喘和支氣管炎中。

☆細節提示

①男性遇到悲傷的事情時強壓著悲傷，對身心健康有著極大的危害。男人也應「哭吧哭吧不是罪」。

②最好是輕聲啜泣，不要號啕大哭，同時，邊哭邊聯想著自己的委屈和痛苦，讓它和眼淚一起流出。

4 幽默有助於人的健康

★健康一句話

幽默是一種積極的心理預防形式，運用幽默可維持人的心理平衡。

人生有許多無奈、愁苦與悲傷，在生活中豈能盡如人意？

但是，「幽默」卻是雨過天晴、迎向陽光的人生態度。幽默是一種高級的心理防禦形式，它可以化解困境，轉移內心不悅，維持心理平衡。一個有幽默感的人，能有樂觀豁然、談笑風生的性格，「笑看天下古今愁，了卻人間許多事」。

(1)有趣、可笑的幽默能有效地刺激大腦皮質中的「快樂中樞」，從而激化身體功能，洗刷生理疲勞和精神倦怠，改善體內循環，促進免疫能力。

(2)保持幽默一心情和表達幽默感，能使人體內分泌系統功能保持平衡。

(3)輕鬆愉快的幽默還有增強、改善循環和呼吸系統功能的作用。

☆細節提示

①在生活中切不可把歧視、醜化當成是幽默。

②生活中如果能夠主動地去創造幽默，你的世界一定會充滿歡笑。

5 這樣做可以解壓

★健康一句話

學會緩解壓力，才會生活得輕鬆自在。

壓力能引起血液裡的應激反應激素急劇突變，從而削弱機體的免疫力，變得

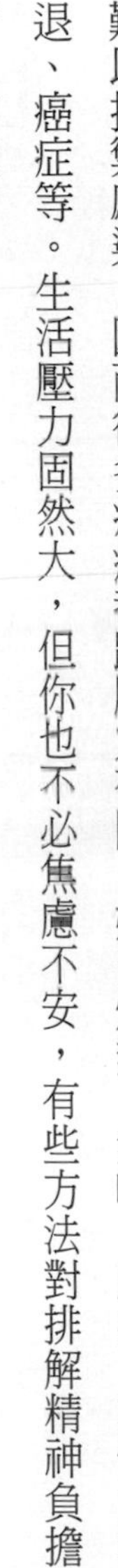

難以抵禦感染。因而很多疾病都跟壓力有關，如胃灼熱、氣喘、皰疹、記憶力衰退、癌症等。生活壓力固然大，但你也不必焦慮不安，有些方法對排解精神負擔行之有效：

(1)透過想像，讓思緒「遊逛」，在短時間內放鬆、休息。

(2)嗅嗅香油。香油能透過嗅覺神經，刺激或安撫大腦邊緣系統的神經細胞，對舒緩神經緊張和心理壓力很有效果。

(3)想哭就哭。哭能緩解壓力，讓情感抒發出來要比深深埋在心裡有益得多。

(4)不要害怕，需要時求助於別人，需要別人傾聽、提建設性意見和幫助時盡管開口。

(5)把生活中的壓力羅列出來，搞清什麼原因使你緊張，並一一解決問題。

(6)確保自己每天都有放鬆時間，不要讓自己生活得過於緊張。

☆細節提示

①要正確看待壓力，適當的壓力是必要的。

②連續不斷的精神負擔對心臟不利，甚至會引發心肌梗塞。

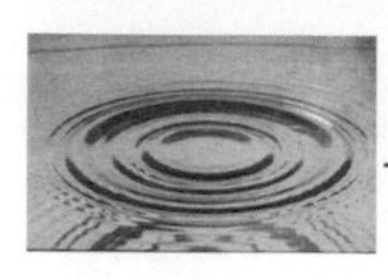

6 心情不佳可以這樣做

★健康一句話

透過有效的調節可以改善人的心情狀況。

每個人都有不順心或遇到挫折的時候，這時，悲傷、憤怒、抑鬱、憂愁等損害健康的惡性情緒會紛至遝來。沒有人喜歡受到這種情緒的影響，如何盡快讓自己的心情好起來呢？

(1)欣賞音樂。聽與自己當時心情相適應的樂曲，與樂曲產生共鳴，情緒自然會得到宣洩。

(2)遊山玩水。青山綠水，鶯歌燕舞，這種美好的情境可使人的心情「快活化」。

(3)接受光照。早晨看看太陽的升起，會讓人一天心情都舒暢。

(4)進行鍛鍊。有氧鍛鍊也是心情好轉的有效途徑。

(5)稱心的衣著。心理學家認為，適當地選擇衣服也可以改善情緒。稱心的衣著可鬆弛神經，給人一種舒適的感受，並且可以增加自信，對自己更滿意。

(6)調節飲食。糖類具有安定情緒的效果，其能刺激大腦，讓人感到輕鬆、安定。

(7)進入睡眠。睡眠可以減輕疲勞，改善人們的心情。

☆細節提示

①平時要多注意尋找快樂。

②香蕉能減少不良激素的分泌，吃後使人感到安靜、愉快。

③心情不好時，最好不要選擇這三類衣服：易縐的麻質衣服、硬質衣料的衣服、過分緊身而狹促的衣服。

7 聊天可以消除煩惱

★健康一句話

聊天是獲得美好心情的一種有效而愉快的方法。聊天之樂，益於身心。

喜歡聊天並向他人傾訴內心痛苦和煩惱的人，其精神上的壓力和思想上的苦悶就容易消除，因而身體都比較健康。

(1)向人傾吐心聲，可以將體內過剩的壓抑物質隨之吐出，這對消除壓抑大有好處。找朋友聊聊天，找親人訴訴苦，依靠友誼和親情來釋放和緩解壓力。

(2)聊天能夠消遣時間，消除身心疲勞。在勞累了一天，心情鬱悶之時，找人閒聊一氣，會忘記疲憊，放鬆身心。

(3)聊天能夠使人擺脫孤獨和鬱悶，給人以慰藉。找到有共同語言的朋友閒聊，會得到理解和心靈安慰。

(4)與異性交談，有時會得到對方與自己不同的理解，從而使自己走出困境。

☆細節提示

①如果有些話不便與身邊的人說出，可以在網上聊天。

②藉著菸、酒或者安眠藥來解除壓力和不滿，會適得其反。

8 制怒的幾種方法

★健康一句話

精神情緒樂觀，是健康長壽的必要條件之一，因此必須學會制怒。

生氣動怒危害多多，會傷肝、傷胃、傷心、傷腎、傷神、早衰、猝死等，因此，一定要掌握制怒的方法，不要讓自己生氣。

(1)轉移注意。在行將生氣發怒時，要盡快換一下環境，將注意力轉移，以取得情緒穩定。

(2)吐露不快。當發怒時，可把自己的不快吐露出來，以排解壓制的情緒。

(3)自我安慰。對不順心的事，要從另外的角度去想，進行自我安慰。

(4)做出讓步。對令人煩惱的事理智地讓步，不僅可以制怒，也會化解矛盾。

(5)忘卻煩惱。發生不愉快時，可以不停地去做事情，擺脫要發怒的念頭。

☆細節提示

①生活中要盡量避免與人爭吵，控制憤怒。

②發怒可使人的血壓明顯升高，倘若長怒不息，會導致一系列的血壓調節機制的障礙，造成高血壓病。

③發怒對於腦血管的摧殘相當大，如果本來就患有腦血管、心臟等疾病及高血壓，就更經不起暴怒的衝擊了。

④怒可致胃液分泌量增加，酸度增高，所以，常發怒的人易患胃潰瘍。

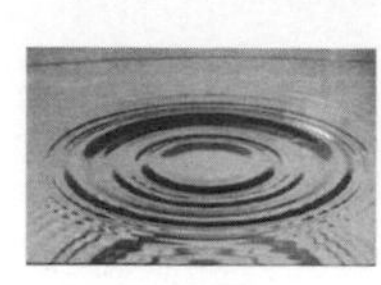

9 如何保持樂觀情緒

★健康一句話

保持樂觀的情緒有利於人的身心健康。

一個健康的人處於愉快狀態時，則生物鐘運轉正常；若精神狀態不好，終日悶悶不樂，或時常急躁暴怒，就會使內臟器官功能失調，發生胃痙攣，引起血壓升高，特別容易引起心臟病。

不良的情緒還會引起許多器官系統乃至微觀的失衡，如蹙眉、瞪眼、虎臉、切齒，有損儀容。

(1)重視和主動調節情緒。當情緒不好時，要以自己的健康為重，認識到不良情緒對身體的危害。

(2)勇敢地面對現實。生活中總會碰到一些不如意的事，想辦法適應，當一個人接受了最壞的情況，就沒有什麼可憂愁的了。

(3)珍惜生活中的每一天。人如果對過去、對未來擔憂，就不可能過得輕鬆愉快，因為過去懊惱、對未來擔憂就成為今天沉重的負擔。

☆細節提示

①研究證實，一個人如果在精神上遭受一次重大的創傷或打擊，大約要縮短三～五年壽命。生氣、激動、憤慨、惱怒、暴跳如雷，實際上是對自身的最大摧殘。

②生活中的樂觀並不是盲目的樂觀，而是一種積極的生活態度。

③情緒鍛鍊要掌握：激動時要疏導情緒、保持平靜；過喜時要轉移注意力、稍微抑制；憂愁時宜釋放不快、進行自解；焦慮時應分散注意力、消遣娛樂；悲傷時要轉移注意力、適當娛樂；恐懼時應當尋求支持與幫助；驚慌時需鎮靜、沉著。

10 一笑方能解愁

★健康一句話

發自內心真誠地笑，可以解愁，有益於身體健康。

笑是一種獨特的運動方式，它可以調節人體的心理活動，促進生理功能，改善生活環境。

開懷大笑歷來被視為一種可以強身健體的良方妙藥。人在大笑時，身體會有

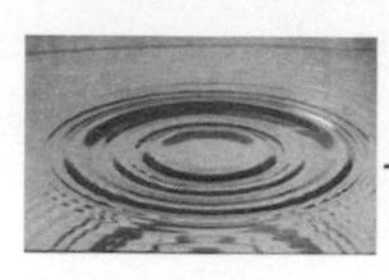

很多組肌肉收縮、舒張，肩膀聳動，身體搖擺，橫膈震盪，血液含氧量在呼吸加速時增加。更為重要的是，人在大笑過程中，腦部會釋放出一種化學物質，令人心曠神怡，容光煥發。

大笑過後，身體減少分泌令人緊張的激素，免疫系統功能亦會隨之增強。

☆細節提示

①用微笑迎接每一天，心情自然會好起來。

②如果陷入了困境，心情變得很壞時，不妨先假笑。不必去感覺笑意，不必在乎笑容，也不需要真的想笑，只要將假笑掛在臉上，很快，笑就會變成真的。

③找一面鏡子，好好地看看自己，並對著自己微笑，心情也會很快地舒暢起來。

11 大聲吼出壓抑

★健康一句話

大聲地吼叫能解除情緒上的波動和精神上的抑鬱。

常常聽人說：「生活太壓抑了，好想大聲吼出！」大聲吼出為什麼能解壓呢？

(1)透過大吼，吐出胸中的穢氣，呼出肺部之濁氣，吸入大量氧氣，能改善呼吸功能，加快血液循環，提高機體功能，使大腦皮質處於中等興奮狀態，令身心處於最佳狀態。

(2)大叫之所以能帶給人們無上的滿足感，或許還因為它在某種程度上是被禁止的，當打破這種約束時，人們會得到極度的解脫，從而使情感得到宣洩。

☆細節提示

①壓抑太久了就大聲吼出來。

②為避免打擾別人，可以選擇空曠的地方進行吼叫。

12 合理安排休閒生活

★健康一句話

適當的娛樂是保持身心健康不可缺少的因素。

休閒娛樂對循環系統、呼吸系統、運動系統和免疫系統功能有良好的影響，並且能夠幫助提高認知能力，促進個性發展，緩解心理壓力，獲得精神自由和解放，以及更好地享受生活和生命等。因此，要合理安排自己的休閒生活。

(1)選擇適合自己興趣和愛好的活動。一個積極的、適合的業餘愛好有助於緩解心理壓力，是最有效的緩解劑。

(2)平衡自己的生活。經常抽點時間參加休閒活動，尤其側重於那些自己平常工作中不會接觸的活動，這樣可以放鬆自己。

(3)給自己放一個假。實在感到支撐不下去時，最好給自己放個假紓緩一下。

☆細節提示

①休閒娛樂對身心健康有重要的促進作用。

②生活有規律也是避免壓力過大的有效方法。

③不要將工作情緒帶到家裡。家是一個溫馨的避風港，是應該感到溫暖和愛的地方。(END)

*用微笑迎接每一天，心情自然會好起來。

圖說版

人體63個特效止痛穴位

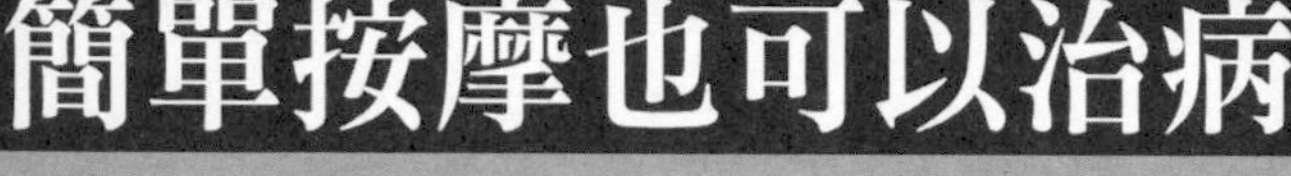

簡單按摩也可以治病

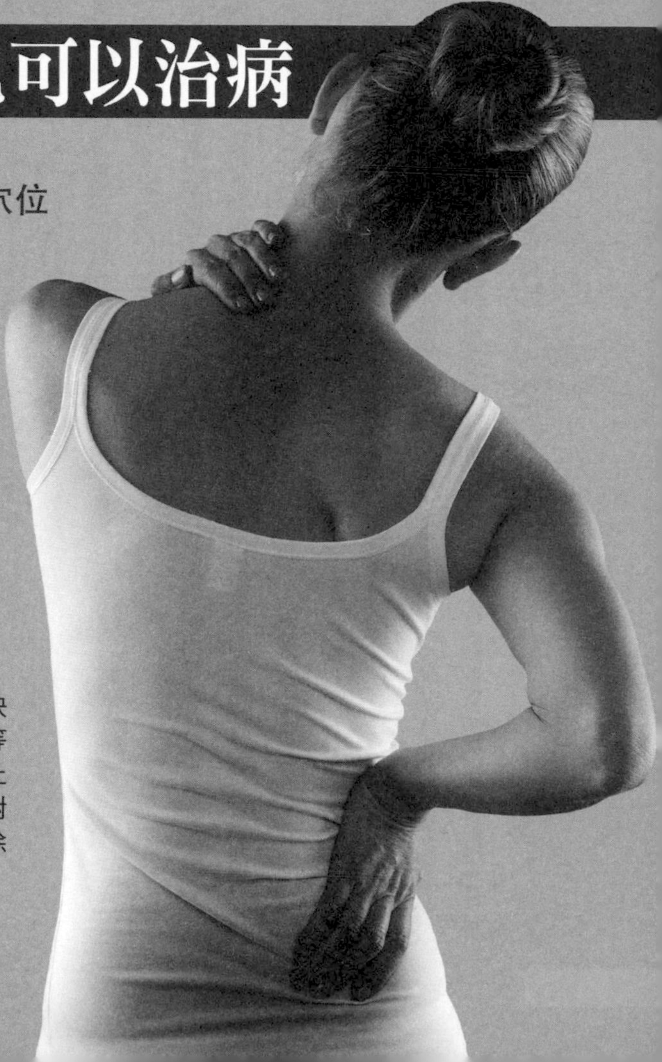

- ●神秘而神奇的經絡與穴位
- ●頭面部止痛特效穴
- ●頸肩臂部止痛特效穴
- ●胸腹部止痛特效穴
- ●腰背腿部止痛特效穴

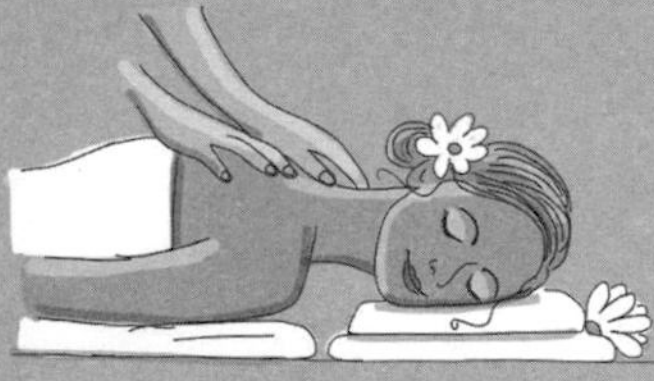

本書從穴名釋義、標準定位、快速取穴、主治功效、操作方法等方面詳細介紹了人體63個特效止痛穴位。在日常生活中，只要對症地透過指壓按摩，就可以消除或緩解疼痛。

李春深醫師◎編著

就這樣，自我快速療癒痛風

謝英彪醫師◎編著

痛風治療原來可以這麼簡單

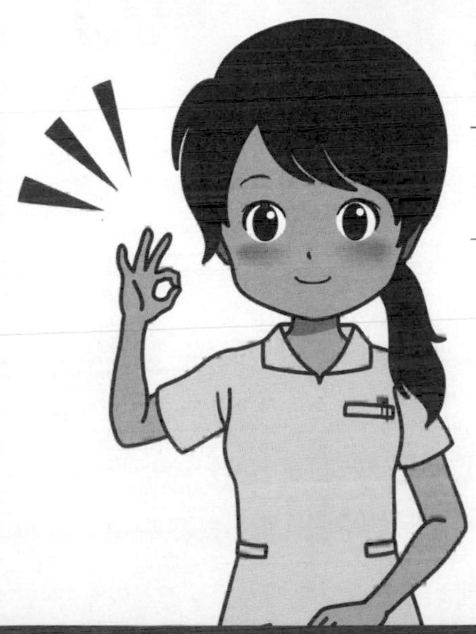

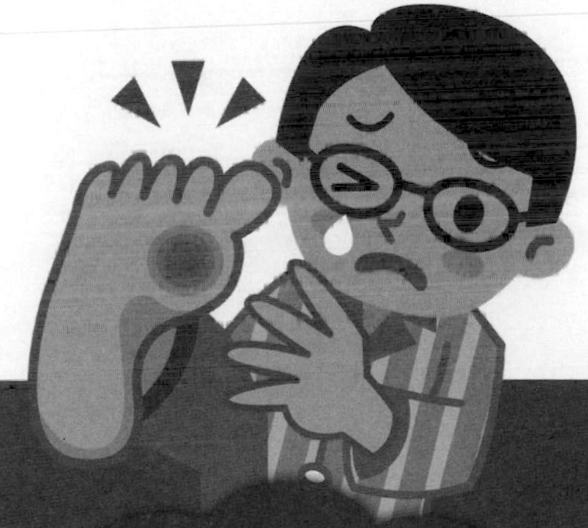

痛風有中西醫治療，包括中醫辨證論治的內服、外敷、內外兼治、中西醫藥物聯合治療的有效方劑，以及對急性痛風性關節炎的食物、藥茶、針刺、沐浴、按摩、藥膳等自然療法。在地球上有人類的地方，就有痛風存在。痛風正如其名，就好像只要風一吹就會疼痛一樣。花些時間閱讀本書，用耐心和毅力照書中說的去做，您會發現痛風真的看這本就夠了！

醫生不說，病人不懂；只講有用的，不說無效的，市面最簡單的痛風照護手冊。

11個痛風簡易療法

●食物療法 ●藥茶療法
●藥膳療法 ●體育療法 ●按摩療法
●針刺療法 ●沐浴療法 ●心理療法
●娛樂療法 ●氣功療法
●起居療法

有了健康您才擁有一切

提前守住健康，不生病才是最聰明的對策

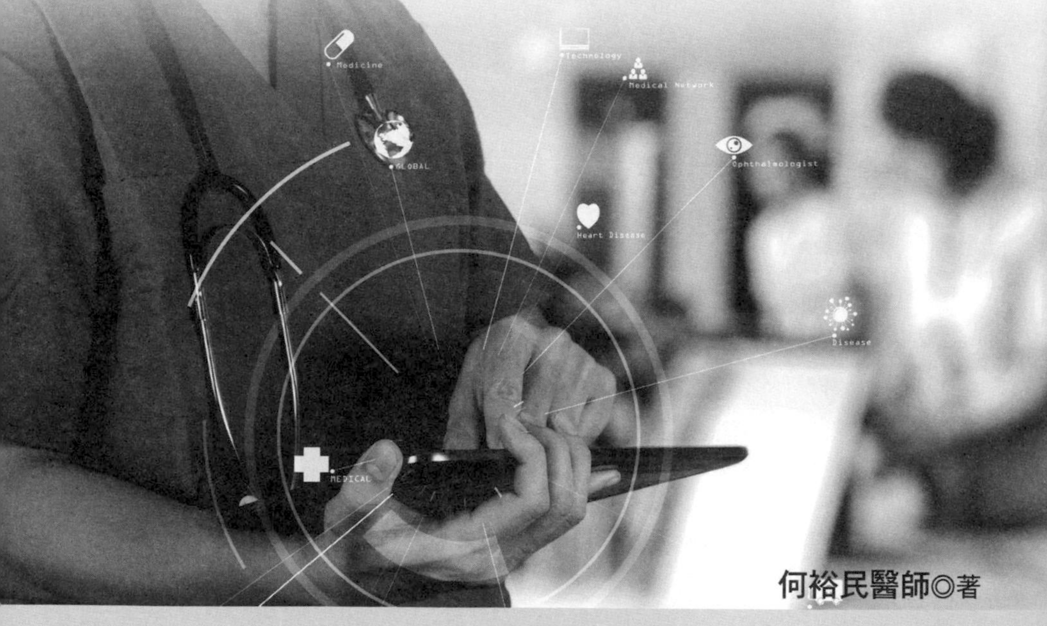

何裕民醫師◎著

投資健康是一生當中最重要，回報率最高的一個項目。今天的人，40歲前以命搏錢，40歲後希望以錢來買命！但錢是絕對買不回來命的。本書教讀者如何評估自己的健康！告訴讀者怎樣才能守住健康，告知如何合理飲食，怎樣調養身心和健康的生活。

一部讓我們少生病、晚生病、不生病的養生書。

國家圖書館出版品預行編目(CIP)資料

微養生奇蹟：用平凡小細節,守住你的健康 / 楊力編著. -- 初版. -- 臺北市：華志文化, 2019.08
面； 公分. -- (醫學健康館；20)
ISBN 978-986-97460-6-9(平裝)
1. 健康法 2. 養生
411.1 108010342

華志文化事業有限公司
系列／醫學健康館 20
書名／微養生奇蹟：用平凡小細節，守住你的健康

編輯者 楊力醫師
執行編輯 簡煜哲
美術編輯 楊雅婷
封面設計 王志強
文字校對 陳欣欣
企劃執行 張淑美
總編輯 黃志中
社長 楊凱翔
出版者 華志文化事業有限公司
電子信箱 huachihbook@yahoo.com.tw
地址 116 台北市文山區興隆路四段九十六巷三弄六號四樓
電話 0937075060
印製排版 辰皓國際出版製作有限公司

總經銷商 旭昇圖書有限公司
地址 235 新北市中和區中山路二段三五二號二樓
電話 02-22451480
傳真 02-22451479
郵政劃撥 戶名：旭昇圖書有限公司（帳號：12935041）

出版日期 西元二〇一九年八月初版第一刷
書號 C220

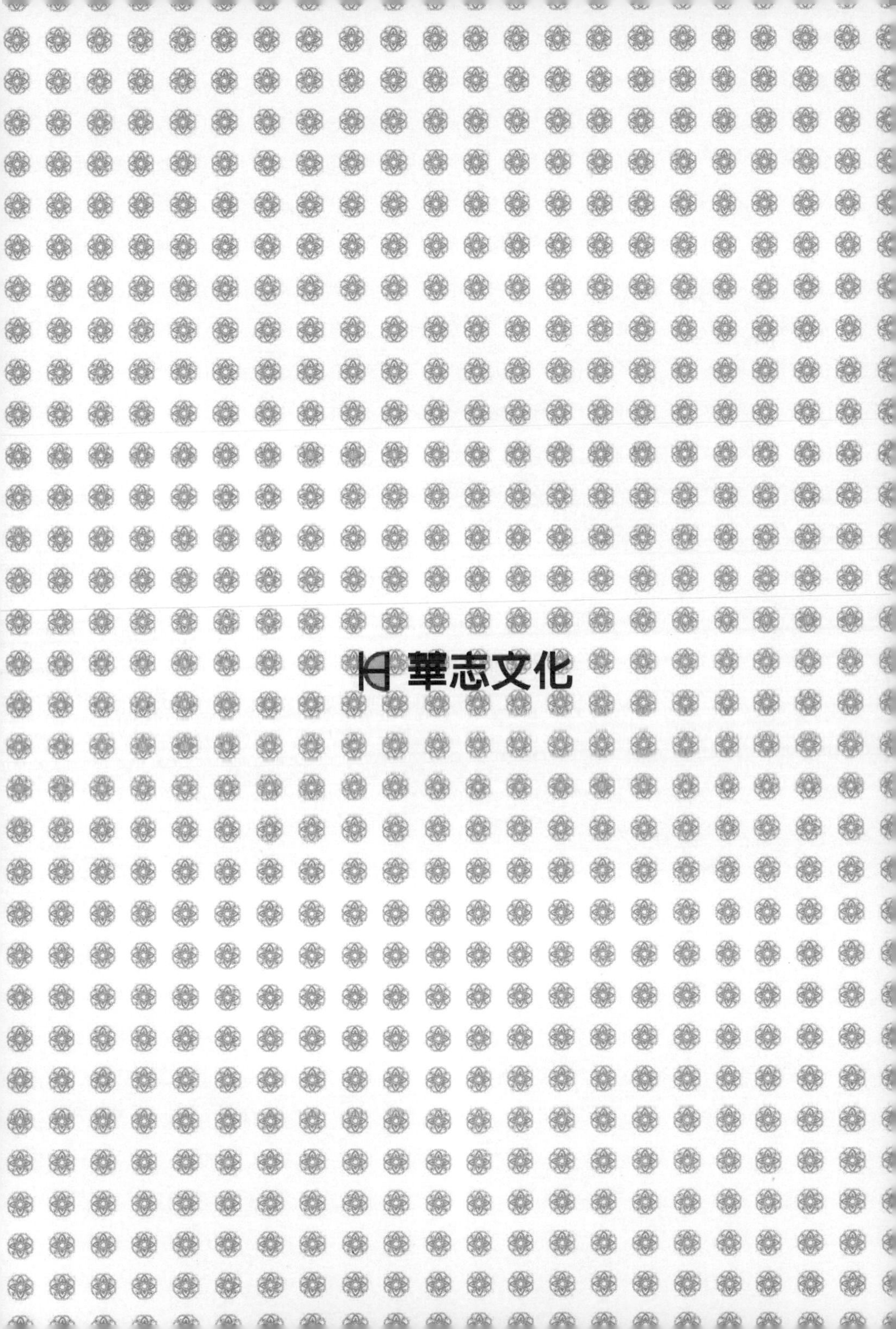
華志文化

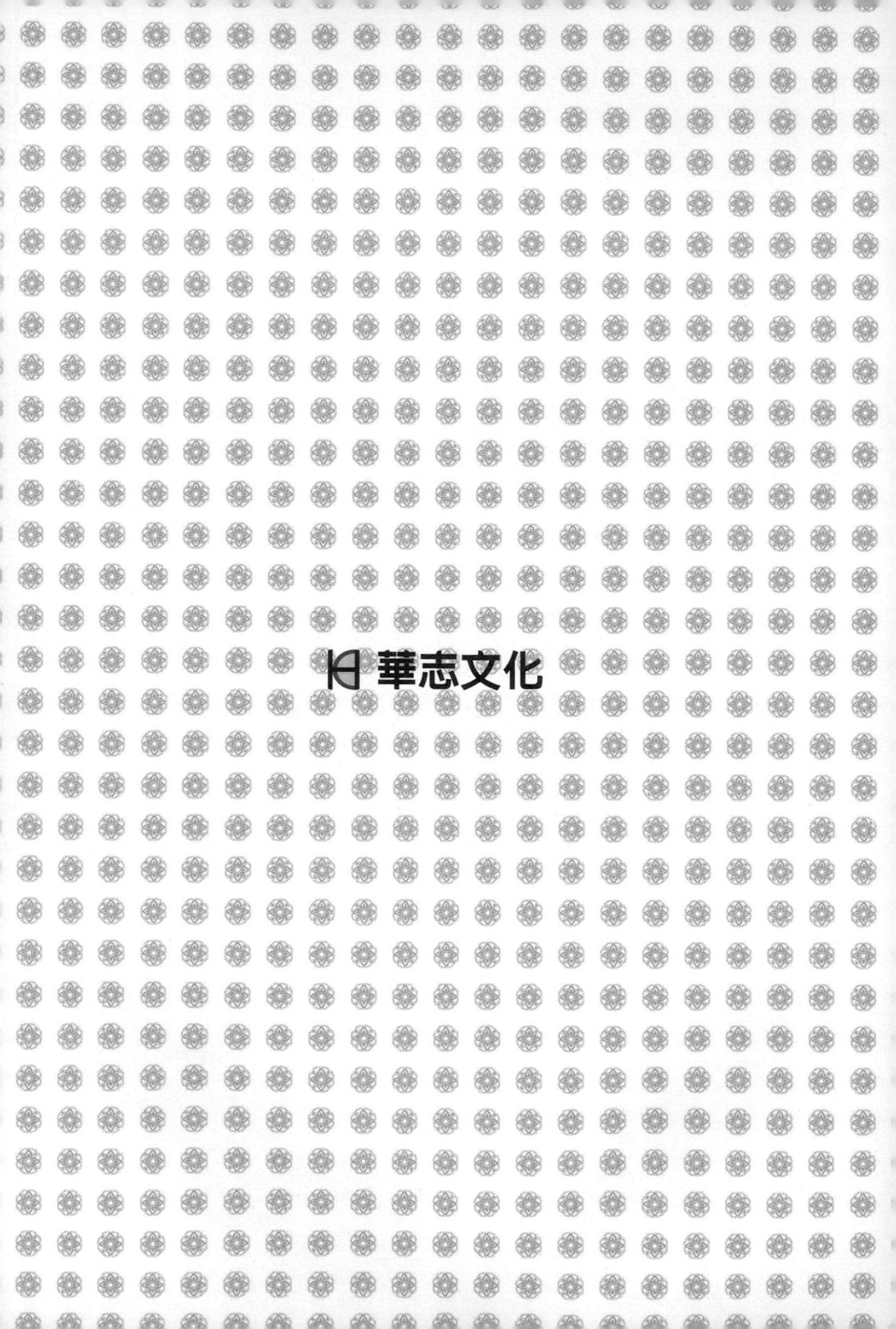
華志文化